YOGA-WORKOUTS GESTALTEN

Mark Stephens

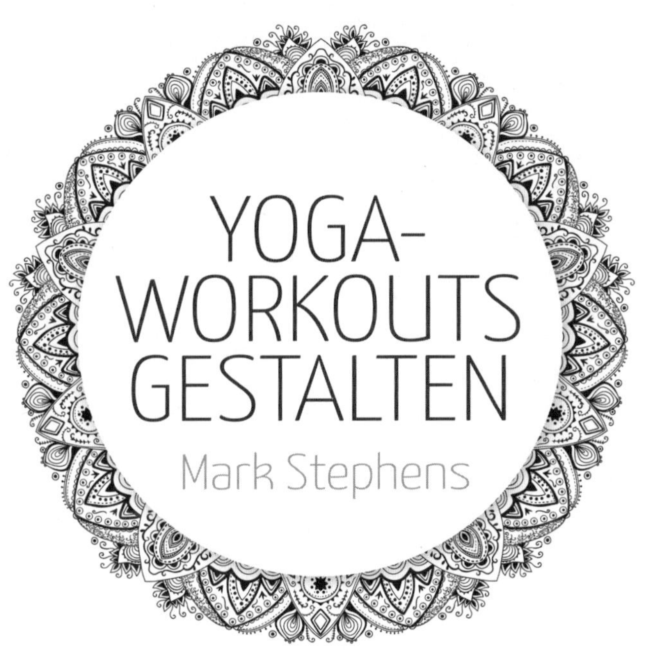

YOGA-WORKOUTS GESTALTEN

Mark Stephens

riva

Bibliografische Information der Deutschen Nationalbibliothek
Die Deutsche Nationalbibliothek verzeichnet diese Publikation in der Deutschen Nationalbibliografie. Detaillierte bibliografische Daten sind im Internet über http://d-nb.de abrufbar.

Für Fragen und Anregungen
info@m-vg.de

Wichtige Hinweise

Sämtliche Inhalte dieses Buchs wurden – auf Basis von Quellen, die der Autor und der Verlag für vertrauenswürdig erachten – nach bestem Wissen und Gewissen recherchiert und sorgfältig geprüft. Trotzdem stellt dieses Buch keinen Ersatz für eine individuelle Fitnessberatung und medizinische Beratung dar. Wenn Sie medizinischen Rat einholen wollen, konsultieren Sie bitte einen qualifizierten Arzt. Der Verlag und der Autor haften für keine nachteiligen Auswirkungen, die in einem direkten oder indirekten Zusammenhang mit den Informationen stehen, die in diesem Buch enthalten sind.
Ausschließlich zum Zweck der besseren Lesbarkeit wurde auf eine genderspezifische Schreibweise sowie eine Mehrfachbezeichnung verzichtet. Alle personenbezogenen Bezeichnungen sind somit geschlechtsneutral zu verstehen.

4. Auflage 2024

Türkenstraße 89
80799 München
Tel.: 089 651285–0

Die amerikanische Originalausgabe erschien 2016 bei North Atlantic Books unter dem Titel *Yoga Sequencing Deck*.

Übersetzung: Andrea Panster
Redaktion: Matthias Michel
Umschlaggestaltung: Manuela Amode
Umschlagabbildung: unter Verwendung von Shutterstock/Markova
Design Karten: Jasmine Hromjak
Satz: Röser Media, Karlsruhe
Druck: HungHing/print innovations
Printed in China
ISBN: 978-3-7423-0186-4

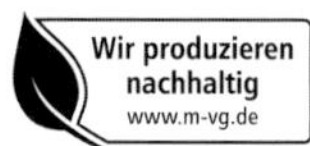

Inhalt

Vorwort

Dieses Kartenset hat zum Ziel, die Kreativität und das Gespür für die Gestaltung von Yogastunden zu fördern. Wenn Sie die in diesem Büchlein dargelegten Prinzipien befolgen, können Sie zu immer ausgewogeneren Stunden gelangen. Eine erheblich ausführlichere Anleitung finden Sie in dem knapp vierhundert Seiten starken Werk *Yoga-Workouts gestalten* (2014), das als Grundlage diente. Dort werden umfassend die Philosophie, die Prinzipien und die Techniken der Planung und Gestaltung einer großen Vielfalt verschiedener Unterrichtsstunden behandelt.

Die Gestaltung von Übungsfolgen lässt sich auf eine Frage reduzieren: Warum erst dieses und dann jenes? Oder anders gefragt: Welcher Geist, welche Logik, welche anderen Gründe stehen hinter der Anordnung der Yogahaltungen, Atemtechniken und Meditationsübungen? Wir bieten Prinzipien und Hilfsmittel für die Beantwortung dieser Fragen im Hinblick auf den eigenen Unterricht und die eigene Praxis. Dabei berücksichtigen wir die wechselseitigen Beziehungen zwischen Asanas, Pranayamas und Meditationen und würdigen stets die Bedeutung der Reihenfolge, in der wir die Dinge tun. Dieser Ansatz möchte der Vielfalt der Schülerinnen und Schüler gerecht werden, indem er sie auf ihrem Weg mit sachkundig gestalteten Unterrichtseinheiten abholt, die für sie am sinnvollsten sind.

Einleitung

Das Unterrichten von Yoga ist untrennbar mit der eigenen Praxis verbunden. Unsere Erfahrungen auf der Matte helfen uns, die eigene Praxis zu verbessern, und vermitteln uns Einsichten, wie wir Yoga am besten mit anderen teilen können. Je weiter wir in der eigenen Praxis voranschreiten, desto mehr entdecken wir von dem riesigen Universum der Elemente, die in das unglaubliche Potenzial des Yoga hineinspielen, um unser Leben zu bereichern. Das Wechselspiel dieser Elemente führt uns zu bestimmten Formen der Praxis, zu bestimmten Bewegungsabläufen mit unterschiedlichen Wirkungen – je nachdem, wie sie ineinanderfließen. Daraus ergeben sich mehrere Fragen: Aus welchen Elementen besteht eine vollständige Praxis? Wie strukturiert man sie am besten, um sie so zugänglich, nachhaltig und transformativ wie möglich zu machen? Wie beginnt man eine Yogastunde am besten? Was darf niemals fehlen? Wie lassen sich verschiedene Asanas, Atemübungen und Meditationen bestmöglich aneinanderreihen? In welcher Beziehung steht dieses Asana zu jenem? Wie wirkt sich dieses Asana auf jenes aus? Wie wirkt das gleiche Asana, wenn man es auf die eine oder andere Weise anordnet? In welcher Beziehung stehen die einzelnen Asanafamilien – Standhaltungen, Asanas für die Körpermitte, Stützhaltungen, Rückbeugen, Drehungen, Vorbeugen, Hüftöffner und Umkehrhaltungen – zueinander? Wie steht es mit Pranayama (bewusster Atmung) und Meditation? Was beeinflusst sie und welche Wirkung haben sie auf das, was folgt? Auf welcher Grundlage sollte man – abgesehen von Gewohnheit, Intuition oder Lust und Laune – über die Gesamtstruktur und Abfolge einer Unterrichtsstunde entscheiden? Was ist mit den Fortschritten von einer Stunde zur nächsten im Laufe einer Woche, eines Monats, eines Jahres oder eines ganzen Lebens? Wie kann man die Übungsstunden für eine lebenslange Praxis am besten planen?

Diese scheinbar einfachen Fragen zu den Entscheidungen, die wir bei der Gestaltung von Übungsfolgen treffen müssen, sind ebenso komplex wie das herrlich bunte Mosaik der Menschen, die Yoga praktizieren. Alter, Erbanlagen, Lebensführung, körperliche und geistige Verfassung, Rahmenbedingungen, persönliche Zielsetzung und spirituelle Philosophie beeinflussen die jeweilige Yogapraxis. Außerdem sind einige dieser Variablen nicht jeden Tag gleich und können uns nahelegen oder gar von uns verlangen, dass wir etwas anders – oder gar etwas anderes – machen. Bei einer ganzheitlichen Betrachtung des Yoga muss man alle diese Elemente sowohl theoretisch als auch praktisch in Erwägung ziehen, die in der richtigen Mischung eine gesunde, erbauliche und nachhaltige Yogapraxis ergeben, welche die Schüler sowohl auf ihrem Yogaweg als auch in ihrem Leben immer mehr ins Gleichgewicht bringt.

Die Kunst und die Wissenschaft des Yogaunterrichts finden ihren kreativen Ausdruck darin, wie Sie Asana-, Pranayama- und Meditationsfolgen gestalten, die den Zielen und Bedürfnissen Ihrer Schüler gerecht werden. Die Yogaphilosophie, der von Ihnen unterrichtete Yogastil, die Biomechanik, die energetischen Anforderungen und Wirkungen der Asanas sowie Ihre persönliche Zielsetzung hinsichtlich einer sinnerfüllten Vermittlung von Yoga verleihen Ihrer Kreativität Gestalt. Wir achten darauf, die volle Palette unseres Wissens und Könnens einzusetzen, um den Unterricht so zu gestalten, dass er sich mit den Bedürfnissen und den ausdrücklichen Absichten der Schüler in Einklang befindet, und ihnen einen klareren Weg zu einem strahlenderen Wohlbefinden zu weisen.

Dieses Büchlein und diese Karten bieten Yogalehrern und Yogaschülern eine Reihe von Hilfsmitteln zur Planung verschiedener Übungsfolgen. Um sie bestmöglich nutzen zu können, sollten Sie die folgenden fünf Tipps berücksichtigen:

1. Stellen Sie immer wieder die Grundfrage bei der Gestaltung von Yogaübungsfolgen: Warum erst dieses und dann jenes?
2. Schlagen Sie in *Yoga-Workouts gestalten* nach, wo Sie auf 400 Seiten eine ausführliche Anleitung sowie 67 verschiedene Beispiele für die Gestaltung von Yogastunden finden.
3. Spielen Sie zusammen mit Freunden, anderen Yogaschülern und Yogalehrern mit verschiedenen Möglichkeiten des Unterrichtsaufbaus.
4. Erspüren Sie die Übungsfolgen, indem Sie die verschiedenen Asanas bei der Stundenplanung selbst ausprobieren.
5. Experimentieren Sie immer weiter herum und haben Sie Spaß daran!

Philosophie und Prinzipien der Gestaltung von Yogaübungsfolgen

Eine umfassende und effektive Yogaübungsfolge ermöglicht Schülern den einfachen, sicheren und steten Fortschritt von einem Punkt ihrer persönlichen Praxis zum nächsten. Dieser Ansatz zur Unterrichtsplanung ist von zwei grundlegenden philosophischen Gedanken geprägt: (1) *parinamavada*, die Erkenntnis, dass stete Veränderung ein fester Bestandteil der auf Ursache und Wirkung beruhenden Natur des Lebens ist; (2) *vinyasa krama*, das sich aus den Begriffen *vinyasa*, »auf eine bestimmte Art und Weise anordnen«, und *krama*, »nach einer klaren Ordnung Schritt für Schritt voranschreiten«, zusammensetzt. Damit ist gemeint, dass Asanas, Pranayamas und andere Yogatechniken sachkundig aufeinander aufbauen und voranschreiten, um unterschiedlichen Absichten und Fähigkeiten Rechnung zu tragen (Krishnamacharya 1934, 160). Die Kraft dieser Erkenntnis liegt in ihrer Einfachheit: Würdigen Sie den Punkt, an dem Sie sich befinden, und setzen Sie genau dort an, statt sich zu überfordern, was auf Kosten einer festen und leichten Praxis geht.

Vinyasas sind Bewegungen und Variationen, in denen wir Atem, Geist und Körper bewusst miteinander verbinden. Mit dem Begriff »verbinden« beziehen wir uns auf den Yoga selbst, der auf die Wortwurzel *yuj* für »anjochen« zurückgeht. So gelangen wir allmählich zu immer kunstvolleren und komplexeren Formen der Praxis, während wir Geist und Körper unaufhörlich über das Medium des Atems anjochen. Der Atem wird zu diesem Medium, wenn wir mit der

Grundatemtechnik *ujjayi pranayama* arbeiten und langsam, fließend, hörbar und bewusst durch die Nase atmen.

Wenn wir die Praxis einen bewussten Atemzug nach dem anderen erforschen, wird jede Bewegung zu einem eigenen Vinyasa. Von kleinsten Mikrosequenzen wie diesen bis hin zur Makrosequenz unseres Lebens entwickeln wir Atemzug für Atemzug, Schritt für Schritt, Übungsfolge für Übungsfolge, Unterrichtsstunde für Unterrichtsstunde unsere Yogapraxis. Jeder Atemzug und jede Bewegung greifen einerseits auf das zurück, was unmittelbar vorausging, und dienen andererseits der Vorbereitung auf das, was möglicherweise noch kommen wird. Dies ist der Kern von Vinyasa Krama.

Wir können den Konzepten von Parinamavada und Vinyasa Krama Leben einhauchen, indem wir Übungsfolgen mit den folgenden fünf wesentlichen Elementen zusammenstellen, nämlich 1) sachkundig, 2) wirkungsvoll, 3) ökonomisch, 4) schön und 5) integrativ zu sein:

Sachkundig: Mit *sachkundig* meinen wir, dass man auf korrekte Informationen und echtes Wissen zu den Elementen der Praxis zurückgreifen kann, die man ausführt oder lehrt. Yoga schöpft aus vielen Quellen des Wissens und der Weisheit, unter anderem der Selbstbeobachtung, der spirituellen Philosophie, dem Bereich der feinstofflichen Energie, der funktionellen Anatomie sowie den Wissenschaften der Biomechanik und der Kinesiologie, um nur einen Teil davon zu nennen. Angesichts des Umfangs dieser Erkenntnisquellen sowie der Vielschichtigkeit und Vielfältigkeit der Menschen sind dem, was man im Bereich der Kunst und der Wissenschaft der Gestaltung von Yogaübungsfolgen erlernen und umsetzen kann, keine Grenzen gesetzt. Dies mag überwältigend scheinen. Betrachtet man Yoga jedoch im Zusammenhang einer lebenslangen Praxis, kann man sich den verschiedenen Methoden und Techniken zuwenden – einen unvoreingenommenen Atemzug nach dem anderen – und so in jedem Augenblick der Praxis neue Einsichten möglich machen.

Wirkungsvoll: Unter *wirkungsvoll* verstehen wir, dass die Übungsfolge das gewünschte Ergebnis herbeiführt – ganz gleich, worum es sich handelt – und gleichzeitig sicher, ausgewogen und transformativ ist. Unterschiedliche Übungsfolgen können ganz verschiedene Wirkungen entfalten, die je nach Schüler oder sogar bei den gleichen Schülern in unterschiedlichen Situationen oder unter unterschiedlichen Bedingungen anders ausfallen können. Wenn jemand niedergeschlagen ist und den Yogaunterricht besucht, um seine Stimmung zu heben, kann eine Stunde zum Abbau von Angst mit tiefen, lange gehaltenen Vorbeugen genau das Gegenteil bewirken. Ebenso wird ein Schüler, der unter Schlaflosigkeit leidet und nur abends nach der Arbeit üben kann, seine Schlafprobleme wahrscheinlich noch verschlimmern, wenn die Stunde viele Rückbeugen oder anregende Atemübungen wie *kapalabhati pranayama* (Schädelreinigung) enthält.

Ökonomisch: Eine *ökonomische* Übungsfolge führt auf dem einfachsten Weg zum gewünschten Ergebnis und vermittelt das Gefühl des anmutigen Übergangs zu einer zunehmend erhabeneren Yogaerfahrung. Das soll nicht heißen, dass die Praxis frei von Schwierigkeiten oder Komplexität sein sollte – ganz im Gegenteil. Oft macht gerade die Erfahrung, dass wir uns durch schwierige Situationen oder Erlebnisse hindurcharbeiten, Yoga zu einer Praxis tieferer Selbsttransformation.

Aber so wie die Ausdauer zum Yogaweg gehört, hilft es uns auch, wenn wir uns auf eine Weise hingeben, die es uns erlaubt, unsere Grenzen besser zu akzeptieren und sie durch geduldige Erkundung zu überwinden. Diese beiden in Wechselwirkung stehenden Eigenschaften – die Schulung der Beharrlichkeit und das Loslassen – gestatten es uns, einfache Lösungen zu finden, um die körperlichen, emotionalen und geistigen Hindernisse auszuräumen, auf die wir stoßen, während wir unsere Praxis und uns selbst weiterentwickeln. Indem wir Übungsfolgen in dem Wissen planen, wie sich mögliche Hindernisse auf dem Weg am besten umgehen lassen, können wir unnötige Spannungen weiter reduzieren und uns dabei der tiefstmöglichen Yogapraxis öffnen.

Schön: Diese anmutige Vorgehensweise entwickelt sich zu einem Quell der Schönheit, während unsere Praxis zum Spiegelbild unseres wunderbaren Wesens wird. Wir erzwingen nichts. Wir machen jeden Atemzug, jede Bewegung und jede Haltung bewusst und im Einklang mit unserer allgemeinen Absicht und einer steten Offenheit für die klareren Einsichten, die sich aus dem bewussteren Üben ergeben. Sodann entwickelt sich die Praxis weg vom äußeren Verständnis – wie eine Haltung wirkt oder im Vergleich zu anderen aussieht – zu einer inneren Integrität und dem klaren Gewahrsein, dass wir durch bewusstes Handeln den Ausdruck unseres Seins verfeinern. Das Ergebnis ist eine elegante und innerlich befriedigende Praxis, die sich einfach richtig anfühlt.

Integrativ: Zu guter Letzt ist eine vollständige Praxis auch eine *integrative* Praxis, die der Gesamterfahrung Rechnung trägt. Viele Schüler erwarten von Yoga in erster Linie ein körperliches Training, den Abbau von Stress, die Klärung des Geistes oder die Öffnung für ein umfassenderes Gefühl des Seins. Als Yogalehrer muss man Kurse anbieten, die alle diese Aspekte erfüllen, wenngleich bestimmte Bereiche stärker im Vordergrund stehen. Wir wissen, dass Körper, Geist, Herz und Seele miteinander verbunden sind. Daher ist es unsere Aufgabe als Lehrer, im Unterricht auch durch die Art und Weise, wie wir Übungsfolgen gestalten und die Schüler hindurchgeleiten, Raum für die Integration dieser Elemente zu schaffen. Wenn sich die Schüler aus Savasana erheben oder anderweitig die Arbeit auf der Matte beschließen, sollten sie sich zumindest ein wenig vollständiger – integrierter – fühlen als beim Betreten der Matte.

Prinzipien der Gestaltung von Yogaübungsfolgen

Diese Aspekte helfen uns, die Kernprinzipien der Gestaltung von Übungsfolgen auszumachen, die im Idealfall im Aufbau jeder Stunde zum Ausdruck kommen sollten: (1) vom Einfachen zum Komplexen; (2) von der dynamischen zur verfeinerten Auseinandersetzung mit den Asanas oder: in die Stille kommen; (3) das energetische Gleichgewicht finden; (4) die Wirkung der Bewegungen integrieren; (5) das Selbst nachhaltig transformieren.

1. Prinzip: Vom Einfachen zum Komplexen

Die Yogapraxis erlaubt es uns, den Weg der persönlichen Veränderung und Transformation bewusst zu gehen. Wagen wir uns jedoch zu weit über das hinaus, wozu wir im Augenblick mit einem Gefühl von Festigkeit und Leichtigkeit imstande sind, stören wir oft den bewussten Prozess, der Yoga zu einer transformativen Praxis macht. Daher ist es ein wesentlicher Aspekt von Vinyasa Krama, dass wir von dem Punkt, an dem wir uns gerade befinden, mit bewussten Schritten an den Punkt kommen, den wir anstreben. Das Grundprinzip besteht darin, von einfachen zu immer komplexeren Bewegungen voranzuschreiten, die auf dem Weg der gesamten Praxis die einfachste und tiefste Erkundung ermöglichen. Damit wären wir beim ersten Grundprinzip der Gestaltung von Übungsfolgen, nämlich *auf dem Weg des geringsten Widerstands vom Einfachen zum Komplexen voranzuschreiten*.

Alle Asanas und Übergänge erfordern eine gewisse Anspannung oder Entspannung der Muskeln, die der Haltung Festigkeit, Leichtigkeit und Ausgewogenheit verleiht. Man sollte die Yogastellungen nicht zufällig aufeinanderfolgen lassen, sondern so zueinander in Beziehung setzen, dass sie dadurch alle zugänglicher werden. Wie Kinder, die das Krabbeln lernen, bevor sie laufen, und das Laufen lernen, bevor sie rennen, profitieren Yogaschüler davon, zunächst die Grundhaltungen zu erlernen, bevor sie sich an komplexere Asanas wagen, und währenddessen bei jedem Atemzug mit ihren Grenzen zu spielen. Es hilft ihnen auch, sich innerhalb einzelner Stunden von einfachen zu komplexeren Haltungen vorzuarbeiten und mit jedem Asana, jedem Atemzug das Bewusstsein zu vertiefen, wie sich ihr Körper in bestimmten Stellungen öffnen und Stabilität finden kann.

Alle Asanas enthalten auch Elemente anderer Haltungen. Wenn wir sie in ihre Bestandteile zerlegen, können wir die Elemente ausmachen, die für unsere Schüler aufgrund ihrer Vorbereitung, ihrer Verfassung und ihrer Ziele besonders leicht zugänglich sind. Indem wir die Grundelemente der Asanas identifizieren, gelangen wir zu den einfachsten Bewegungen, die dem Körper ein Gefühl größerer natürlicher Vertrautheit, Festigkeit und Leichtigkeit geben. Diese etwas einfacheren Asanas bieten sich als Ausgangspunkt für die Hinführung zu komplexeren Asanas an. Indem der Körper allmählich von einfachen zu komplexen Bewegungen übergeht, öffnet er sich am leichtesten und damit auch am sichersten dem tiefstmöglichen Ausdruck dessen, was wir gerade erkunden. Anschließend können wir dieses erste Prinzip auch auf die Haltungen innerhalb einer Asanafamilie oder auf den Wechsel zwischen den Asanafamilien übertragen, indem wir einen ganzen Kurs gestalten, in dem wir hochkomplexe Asanas zugänglicher machen und es den Schülern ermöglichen, ihre Erkundung noch weiter auszudehnen.

Im Idealfall schließt dieser Lern- und Entwicklungsprozess vorbereitende Erfahrungen entlang des Weges ein. Sie geben Schülern die Möglichkeit, unter der genauen Anleitung ihres Lehrers nach und nach die verschiedenen Formen der Ausrichtung, die energetischen Abläufe sowie alle weiteren Aspekte von Anspannung und Entspannung zu erkunden, die auch später in komplexeren Bewegungsabläufen von ihnen verlangt werden. Führt man die Bestandteile des Asanas, das den Übungshöhepunkt bildet, in vereinfachter Form ein, hilft man den Schülern, auch die komplexere Mischung von Elementen intellektuell zu erfassen und bewusst zu verkörpern, aus denen das verwandte, aber vielschichtigere Asana besteht.

Für die Gestaltung von Übungsfolgen, die dieses Prinzip widerspiegeln, sind zumindest grundlegende Kenntnisse in funktioneller Anatomie sowie der Biomechanik der Bewegung nötig. Dieses Wissen ermöglicht es Ihnen, die Wechselbeziehungen zwischen den Asanas zu erkennen, die einzelnen Haltungen leichter in ihre Bestandteile zu zerlegen und festzustellen, in welchem Verhältnis sie zu anderen Stellungen aus der gleichen oder aus anderen Asanafamilien stehen. Wir werden dieses Thema ausführlicher erörtern, wenn wir über den Weg zum Übungshöhepunkt sprechen. In Kapitel 3 von *Yoga-Workouts gestalten* (2014) werden die Zusammenhänge zwischen den Asanas ausführlich dargelegt.

2. Prinzip: Von der dynamischen zur verfeinerten Auseinandersetzung mit den Asanas oder: In die Stille kommen

Wir sind alles andere als statische Wesen. Wir sind von Natur aus dynamisch. Die Yogapraxis sollte diesen natürlichen Aspekt unseres Seins zulassen, statt ihn zu unterdrücken. Selbst wenn wir so reglos wie möglich verharren, schlägt unser Herz, arbeitet der Kreislauf, flitzen Nervenimpulse durch den Körper, strömt der Atem in unsere Lunge und wieder hinaus. Dies ist ein Teil des Problems, wenn wir Asanas als »Posen« betrachten. Models werfen sich vor der Kamera in Posen. Das Resultat wird für gewöhnlich nachbearbeitet, damit ein idealisiertes Bild entsteht, das dem Betrachter eine künstliche Bedeutung vermitteln soll. Anders bei den Asanas, in denen es um die innere Erfahrung der Übenden geht, sich einer größeren körperlichen Kraft und Beweglichkeit, einer ausgeglicheneren Energie und einem klareren Gewahrsein zu öffnen. Man sollte gehaltene Asanas nicht als statisch betrachten, sondern vielmehr zu kleinen Verfeinerungsbewegungen ermutigen, die Atem, Körper und Geist mehr Festigkeit und Leichtigkeit verleihen. Wenn wir uns unserer natürlichen Dynamik öffnen, ist dies ein verlässlicherer Weg zu tieferem innerem Frieden und Klarheit als das entschlossene Bemühen, reglos zu verharren.

Bei der dynamischen Erkundung begeben wir uns im rhythmischen Fluss des Atems in die Stellungen und wieder heraus und bringen die abstrakten Konzepte von Parinamavada und Vinyasa Krama praktisch zum Ausdruck. In der Bewegung kann sich der Körper langsamer, sanfter und tiefer öffnen und sich die Endposition besser einprägen. Diese Übungsweise weckt das Gefühl einer stärkeren Verbundenheit von Atem und Bewegung, Kraft und Entspannung sowohl innerhalb der Asanas als auch dazwischen und macht den Atem zu einem integraleren Bestandteil der gesamten Praxis. Auf diese Weise bereitet sie den Körper auf die gefahrlosere und intensivere Erkundung gehaltener Asanas vor und verstärkt letztlich ihre Wirkung, während die Schüler immer mehr in Einklang mit den Vorgängen in ihrem Inneren kommen.

3. Prinzip: Das energetische Gleichgewicht finden

Wir sind jetzt und für alle Zeit den Kräften des Universums unterworfen.

Hatha Yoga ist eine Praxis, um auch im immerwährenden Wandel unseres Lebens ein energetisches Gleichgewicht zu finden. Einfach gesagt, ist »ha« der stärker energetisierende, »tha« der eher entspannende Aspekt. Im Allgemeinen sollten Yogastunden ein nachhaltiges energetisches Gleichgewicht erzeugen, eine sattvische Wirkung haben, die den Schülern den Eindruck vermittelt, vollkommen wach und doch ruhig und klar zu sein. (Eine ausführliche Beschreibung des 3. Prinzips und der drei *gunas* oder Qualitäten *rajas*, *tamas* und *sattva* finden Sie in *Yoga-Workouts gestalten*.) Hin und wieder werden Sie vielleicht den Wunsch verspüren, eine besonders anregende oder beruhigende Stunde zu halten. Wie wir später sehen werden, können die von Ihnen angebotenen Asanas und Pranayamas – und ihre Reihenfolge – eine Stunde mehr oder weniger anregend oder beruhigend gestalten. Alles in allem sollte im Idealfall jede Stunde so geplant und unterrichtet werden, dass sie es den Schülern gestattet, möglichst einfach das tiefe und umfassende Gefühl eines energetischen Gleichgewichts zu entwickeln, und sie mit dem Gefühl in die Welt hinausschicken, besser geerdet, wacher und klarer zu sein.

4. Prinzip: Die Wirkung der Bewegungen integrieren

Jedes Asana bearbeitet und dehnt den Körper auf eine Weise, welche die Notwendigkeit und die Möglichkeit zur weiteren Beschäftigung und Veränderung schafft. Wenn wir uns zum Beispiel mit Urdhva Dhanurasana (erhobener Bogen oder Rad) beschäftigt haben, haben wir sehr viel Druck auf die Hände und die vollständig gestreckten (oder überstreckten) Handgelenke ausgeübt, die Schultern intensiv bearbeitet und gedehnt, die Wirbelsäule vollständig gewölbt, uns über die Füße geerdet, an der Innenrotation der Oberschenkel gearbeitet, die Hüftbeuger und die Bauchmuskulatur kräftig gedehnt. Dadurch können bei manchen Schülern neue Spannungen im Körper entstehen und die Auseinandersetzung mit weiteren Bewegungen nötig werden, die sie neutralisieren, um die vorangegangenen Bewegungen zu integrieren und ein neues, ganzheitlicheres Gleichgewicht herzustellen.

Diese Neutralisierung wird durch *pratikriyasana* erreicht. (*Prati* bedeutet »gegen«, *kriya* bedeutet »Handlung«.) Das Ziel von Pratikriyasana ist es, die vorangegangenen Bewegungen so zu integrieren, dass sie die Schüler darauf vorbereiten, ohne Spannungen und so ausgeglichen und glücklich wie möglich zum nächsten Asana, zur nächsten Übungsfolge, zur nächsten Stunde oder zur nächsten Tätigkeit überzugehen.

Dieses Prinzip wird oft seiner wörtlichen Bedeutung gemäß als »Gegenbewegung«, »Ausgleichshaltung« oder »Ausgleichsbewegung« eingesetzt. Dies kann vor allem dann problematisch werden, wenn man es Asana für Asana praktiziert. Bei einer solch engen Auslegung von Pratikriyasana würde man auf tiefe Rückbeugen zum Beispiel tiefe Vorbeugen folgen lassen – und dabei möglicherweise die Muskeln und Bänder der Wirbelsäule überlasten. Das Gegenteil von Sirsasana I (Kopfstand) wäre Tadasana oder Urdhva Hastasana. Einigen Schülern würde dabei wahrscheinlich schwindelig, vielleicht würden sie sogar hinfallen. Auf jeden Fall aber wäre es nicht der einfachste Weg, aufgestaute Spannungen abzubauen und das Asana zu integrieren. Wir sollten vielmehr mit ähnlichen, nicht mit gegensätzlichen Asanas ausgleichen, integrieren, verfeinern und vertiefen und zugleich darauf achten, dass wir damit aufgestaute Spannungen lösen.

Es gibt viele Möglichkeiten, Asanas so anzuordnen, dass Pratikriyasana erfolgreich ist. Bieten Sie Schülern ein ausgleichendes Asana immer erst in seiner einfachsten Form, dann in Variationen oder zunehmend komplexen Stellungen an, um Spannungen abzubauen und die allgemeine Festigkeit und Leichtigkeit wiederherzustellen. Gehen Sie Pratikriyasana nicht Stellung für Stellung an, sondern betrachten Sie den größeren Zusammenhang der Praxis. Überlegen Sie, nach welchen kürzeren Übungsabschnitten, aus denen die Stunde besteht, Ausgleichs- und Gegenhaltungen die Schüler bei der Integration ihrer Praxis unterstützen können.

5. Prinzip: Das Selbst nachhaltig transformieren

Soll eine nachhaltige Yogapraxis die allgemeine Gesundheit, das Wohlbefinden und die Selbsttransformation fördern, darf man das Gleichgewicht von Anstrengung und Leichtigkeit niemals aus den Augen verlieren, während man sich allmählich immer tiefer entspannt, immer weiter öffnet und immer größere Klarheit gewinnt. Dies bedarf auch eines ganzheitlichen Übungsansatzes, bei dem jede Stunde oder Einheit alle Elemente – Asana, Pranayama, Meditation – enthält. Aber obwohl diese Prinzipien erfahrenen Yogalehrern meist ebenso bekannt sind wie die Werte der Yamas und Niyamas, fehlen sie in vielen Unterrichtsstunden. Die Folge davon ist eine alles andere als nachhaltige Yogapraxis, da sich Schüler (und häufig auch Lehrer) verletzen, ausbrennen oder aufhören.

Sehen wir uns diese Punkte nun etwas genauer an. Die Wirbelsäule bildet das neurologische Zentrum des Körpers und übermittelt Botschaften zwischen allen Zellen und Nerven. Dieses natürliche innere Kommunikationssystem wird durch Verspannungen und Druckbelastungen innerhalb und außerhalb der Wirbelsäule beeinträchtigt. Die Integration von Körper und Geist – der zentrale Daseinszweck des Yoga – ist stark von der Offenheit der Nervenbahnen abhängig. Wenn Sie diese einschränken – oder die übermittelten Botschaften ignorieren –, sind Überbeanspruchungen oder Verletzungen so gut wie garantiert.

Vinyasa ist eine Methode der Asana- und Pranayamapraxis, die auf der schrittweisen, bewussten, intelligenten und mitfühlenden Öffnung des Körpers beruht. Bei der Gestaltung von Yogastunden sollten die funktionelle Anatomie, die Kinesiologie sowie die Einsichten aus traditionellen

Überlieferungen berücksichtigt werden, um den Körper gefahrlos und intensiv zu öffnen. Die bewusste Yogaatmung – Ujjayi Pranayama – dient dazu, den Körper von innen zu wärmen, indem sie den Atem aufheizt. Dabei entsteht ein leises Geräusch wie ein Mantra, das den Schüler bei der Entwicklung von Festigkeit unterstützt und zugleich die Energie durch den Körper bewegt. Unmittelbare neurologische Rückmeldung gibt auch der Atemrhythmus, der beeinträchtigt wird, wenn Bewegungen den Körper belasten.

Eine nachhaltige Yogapraxis beginnt mit dem bewussten Vorsatz, mit Intelligenz und innerem Mitgefühl zu üben. In dieser Absicht können der Atem und einfache Bewegungen die Wirbelsäule langsam aufwärmen und öffnen, bevor auch andere Körperteile einbezogen und intensiver bearbeitet werden. Dies ist die uralte Weisheit von Vinyasa Krama oder dem schrittweisen Fortschritt – angefangen bei Surya Namaskara, wenn wir uns vor der inneren Sonne, der Wahrheit des Herzens verneigen und zulassen, dass sich alles Weitere entfaltet wie eine Blume im Morgenlicht. Nachdem wir den Übungshöhepunkt hinter uns gelassen und uns mit einer Reihe integrativer Pratikriyasanas entspannt haben, gelangen wir am Ende der Praxis schließlich zu Savasana – der Stellung, die für ihre vollständige Verinnerlichung mit Abstand am wichtigsten ist. Unmittelbar davor und unmittelbar danach befinden wir uns in einem geistigen, körperlichen, energetischen und physiologischen Zustand, der für Pranayama und Meditation ideal ist. In diesen Momenten lenkt uns der Körper nicht mehr so stark ab, während wir uns auf die feinstofflichen Vorgänge einstimmen und daran arbeiten, die dann ablaufen, wenn wir über Ujjayi hinaus zu tiefer gehenden Pranayamas kommen. Die Abläufe und Wirkungen von Asana und intensivem Pranayama tragen wiederum dazu bei, dass wir zur Ruhe kommen und einen zutiefst sattvischen Zustand erreichen, welcher der Meditation besonders zuträglich ist. Am Ende der Meditation sollten Sie in Erwägung ziehen, auch für das nächste Vinyasa einen Vorsatz zu fassen, nämlich wenn Sie die Matte verlassen und in die Welt hinaustreten. Wenn wir den Weg der Praxis bis zu seiner Vollendung gehen, erschließt sich der Yoga als nachhaltige Praxis der Selbsttransformation.

Der Übungsbogen im Yogaunterricht

Man kann nicht immer auf den Gipfeln verweilen. Es heißt wieder absteigen. Wozu dann überhaupt? Nun: Das Oben kennt das Unten, das Unten kennt das Oben nicht. Merke dir beim Aufstieg sorgfältig alle Schwierigkeiten deiner Route; solange du steigst, kannst du sie sehen. Beim Abstieg siehst du sie nicht mehr, aber du weißt, dass sie da sind, sofern du gut beobachtet hast. Es gibt eine Kunst, sich mittels der Erinnerung an das, was man weiter oben gesehen hat, in den niedrigen Regionen zurechtzufinden. Wenn man nicht mehr sehen kann, kann man zum mindesten noch wissen.

René Daumal

Yoga erhält sein Potenzial, unser Leben zu verbessern oder zu verwandeln, dadurch, dass wir ein Leben lang regelmäßig praktizieren. Jedes Mal wenn wir die Matte betreten, bekommen wir erneut die Gelegenheit, mehr über die Feinheiten der Asanas und ihre technischen Voraussetzungen, die Atemtechniken und alle weiteren Elemente einer vollständigen Praxis zu lernen. Dies schließt auch die Arbeit mit *bandhas*, *dristana*, energetischen Abläufen, mit den eigenen Grenzen sowie das Wissen ein, wie man ein Gleichgewicht zwischen Anstrengung und Leichtigkeit findet. Mit Hingabe, Beharrlichkeit, Geduld und einer gesunden Portion Nichtanhaften können wir unsere Yogapraxis zu einer lebenslangen *chautauqua* machen – einer Entwicklungsreise, auf der wir immer mehr über uns selbst in Erfahrung bringen.

Wie beim Erlernen einer Fremdsprache sind Zeit und Geduld vonnöten, um die Sprachen des Yoga zu verstehen, während wir Atemzug für Atemzug lernen, wie sich die verschiedenen Elemente zu einer ganzheitlichen Erfahrung verbinden. Obwohl dieser Lernprozess auch intellektuelle Aspekte hat, vollzieht sich die intensive Erkenntnis in der Praxis selbst, in der es uns die unendliche Vielfalt der Erfahrungen in den unterschiedlichen Asanas, Atem- und Meditationsübungen ermöglicht herauszufinden, was uns zu dem Menschen macht, der wir sind. Am Anfang können Schüler den Eindruck haben, sie seien von ihrem Körper getrennt, Körper und Geist seien nicht miteinander verbunden. Wenn sie weiterüben, wächst allmählich die Harmonie zwischen dem physischen Körper, den Sinnesorganen, der neuromuskulären Sensitivität, den Gefühlen, der Geistesschärfe und dem Bewusstsein selbst, während Yoga ihnen zunehmend geläufiger wird. Es spielt keine Rolle, ob ein Schüler noch nie Yoga praktiziert oder schon viel Erfahrung gesammelt hat – es gibt keine Grenzen, wie viel man lernen, wie sehr man wachsen oder wie tief die Selbsttransformation gehen kann.

Der lebenslange Lernprozess im Yoga und die damit verbundene Vertiefung der Praxis lassen sich nicht nur mit Zeit und Geduld, sondern auch mit einem schrittweisen Vorgehen unterstützen. Selbst wenn man genau weiß, was bestimmte Formen der Praxis beinhalten, übt man doch stets eine gewisse Abfolge von Bewegungen. Und diese Abfolge – Vinyasa Krama – ist für die Erfahrung und Integration der Praxis von großer Bedeutung.

Da es unendlich viele Möglichkeiten zur Gestaltung einer Yogastunde gibt, brauchen wir unter anderem deshalb Richtlinien dafür, was wir wann tun müssen und wie es sich zu allem anderen verhalten sollte. Jede Übungsfolge wird auf jeden Schüler anders wirken (und jede Übungsfolge wird anders wirken, wenn man sie unterschiedlich intensiv, schnell und lange übt). Für den Lehrer besteht die Herausforderung darin, Übungsfolgen zusammenzustellen, die den Schülern eine Praxis ermöglichen, die ihnen an diesem Punkt ihres Lebens entspricht, und die berücksichtigen, wo sie sich in ihrer Erfahrung von Parinamavada gerade befinden.

Bei der Gestaltung von Übungsfolgen ähneln wir Yogalehrer Bergführern: Wir nehmen unsere Schüler mit auf eine lange Wanderung. Wir laden sie zu einem Abenteuer ein, bei dem sie am Ende inmitten des steten Wandels, der sich in ihnen und überall um sie herum vollzieht, die Erfahrung von Selbstreflexion und einer bewussten persönlichen Entwicklung machen. Um so viel wie möglich aus diesem Abenteuer machen zu können, bedarf es der richtigen geistigen und körperlichen Vorbereitung. Wir müssen einen Weg wählen, der sowohl im Hinblick auf die Wanderer als auch das Gelände sinnvoll ist. Wir benötigen ausreichend Zeit, um die Gipfel der Erfahrung erforschen zu können, und eine sichere Route zurück zum Ausgangspunkt, damit wir die Erfahrung auf sinnvolle und vollständige Weise im Körper verankern können.

Diese Metapher offenbart den Sinn des Übungsbogens im Yogaunterricht. Die fünf Stadien von Vinyasa Krama sind:

1. den Yogaprozess einleiten
2. den Körper aufwärmen
3. der Weg zum Übungshöhepunkt
4. die Erkundung des Übungshöhepunkts
5. die Integration der Praxis

Wir werden uns nun die wesentlichen Aspekte der einzelnen Abschnitte des Übungsbogens genauer ansehen und verschiedene Möglichkeiten anbieten, wie man sich der Praxis in allen fünf Stadien nähern und sie entwickeln kann.

Der Yogaübungsbogen

Der Yogaübungsbogen kann verschiedene Formen haben, die unterschiedliche Intensitätsstufen erzeugen und Möglichkeiten der Auseinandersetzung bieten.

Tabelle 1:
Grundschema einer Stunde mit vollem Übungsbogen

1. Sitzmeditation, Ujjayi Pranayama
2. Aufwärmen
3. Surya Namaskara (klassisch, A und B)
4. Standhaltungen mit Außenrotation der Hüfte
5. Standhaltungen mit Innenrotation der Hüfte
6. Bauchmuskeltraining (optional)
7. Stützhaltungen (optional)
8. Rückbeugen (erst Kontraktions-, dann Hebelrückbeugen)
9. Drehungen
10. Vorbeugen und Hüftöffner
11. Umkehrhaltungen
12. Savasana

Den Yogaprozess einleiten

Die meisten Menschen zieht es ursprünglich zum Yoga, weil sie Stress abbauen, beweglicher werden, eine körperliche oder emotionale Verletzung heilen, neue Sozialkontakte knüpfen möchten oder nach körperlicher Fitness streben. Haben sie erst einmal begonnen, zu praktizieren und Körper, Geist und Atem miteinander zu verknüpfen, geschieht etwas: Allmählich werden sich die Schüler ihrer selbst besser bewusst. Sie fühlen sich lebendiger. Sie fühlen sich wohler, ausgeglichener, bewusster, klarer. Unsere menschliche Sehnsucht nach einem glücklichen, wachen, sinnvollen Leben und dem Gefühl der Verbundenheit mit etwas, das größer ist als wir selbst, wird zu einer starken Motivation für eine lebenslange Yogapraxis.

Wenn Yoga als Werkzeug der Selbsttransformation und des Erwachens zu mehr Gewahrsein dient, beginnt der Prozess in genau dem Augenblick, in dem ein Schüler oder eine Schülerin zum ersten Mal darauf achtet, was er oder sie beim Üben tut. Wer wackelt, umfällt, Schmerzen hat oder von Unannehmlichkeiten abgelenkt wird, wird lieber in seinen oder ihren analytischen oder aufgewühlten Geist zurückkehren. *Sthira* und *sukha* – Festigkeit und Leichtigkeit – verleihen den Asanas ihr transformatives Potenzial. Fest zu sein bedeutet nicht, besonders lange vollkommen reglos in einer Haltung zu verharren. Asanas sind vielmehr lebendig und in jedem Augenblick ein einzigartiger Ausdruck des Übenden selbst. Wenn man sich inmitten der relativen Intensität der Asanas einem Gefühl des inneren Friedens öffnet – wenn man ruhig und weich, stark und fest zugleich ist –, erreicht man eine tiefere Stufe der Praxis. So wird der Atem selbst zu einem Mantra in der Bewegungsmeditation der Asanas. Das macht sie zu einer Praxis meditativen Gewahrseins, in der man sich vollständiger und klarer bewusst ist, was im Augenblick vor sich geht. Dieser Erfahrungsprozess – nicht die religiöse Verehrung einer Gottheit oder das Beharren auf der korrekten Form gehaltener Stellungen – macht das Üben der Asanas zu einer transformativen oder spirituellen Praxis. Und genau dann, wenn der Lehrer einen Raum schafft, der die Entwicklung eines klareren Bewusstseins begünstigt, ermöglicht er Gewahrsein.

Wenn der Yogaunterricht Selbstreflexion und Gewahrsein fördert, geben jedes Asana, jeder Augenblick während und zwischen den Übungen, jeder Atemzug, jede Empfindung, jeder Gedanke und jedes Gefühl Einblick in das Wesen von Geist, Bewusstsein und Seele. Die Praxis wird zu einem Prozess, der Einsicht in die »Zähigkeit und Selbsttäuschung des Geistes« vermittelt, die »sich am klarsten erkennen [lassen], wenn man mit dem Herzen sieht«, wie Stephen Levine (1994, 86) schreibt. An diesem Punkt wird das Üben der Asanas zu einer Praxis der Selbsttransformation und der Heilung, und allmählich entsteht ein tiefes Gefühl des bewussten Erwachens und der Verbundenheit. An diesem Punkt beginnen wir am vollständigsten mit dem inneren Prozess des Yoga.

Es gibt viele Möglichkeiten, diesen bewussteren Ansatz zu fördern. Wenn Sie merken, dass es einigen Schülern unangenehm ist, *aum* zu singen, während andere sehr viel für eine andächtige (*bhakti*) Yogapraxis übrighaben, müssen Sie sich Ihres Urteilsvermögens bedienen, um zu entscheiden, wie Sie ein für alle Anwesenden sicheres Umfeld schaffen und dabei dem eigenen Verständnis treu bleiben können. Die Art und Weise, wie Sie diese Frage angehen, wird sich im Laufe Ihrer Entwicklung als Lehrer verändern.

Wenn Sie den Yogaprozess einleiten – wenn Sie mit der Gestaltung der Stunde beginnen –, besteht der erste Schritt in der Begrüßung der Schüler. Versuchen Sie, jeden einzeln willkommen zu heißen, wenn er oder sie den Raum betritt. Nehmen Sie Blickkontakt auf und seien Sie für ihn oder sie präsent – und sei es nur für einen kurzen Augenblick. Wenn Sie anfangen möchten, begrüßen Sie alle Anwesenden mit den Worten »Herzlich willkommen« oder »Namaste«. Viele Lehrer halten diesen Schritt für etwas einfach und vielleicht sogar offensichtlich, aber ein Willkommensgruß steigert das Vertrauen der Schüler und fordert sie auf, in sich zu gehen und leichter loszulassen.

Wenn Sie zu Beginn des Unterrichts nur ein paar Minuten ruhig sitzen bleiben, hilft dies den Schülern, »anzukommen« und sich auf die Empfindungen von Körper, Atem, Geist und Seele einzustellen. Bitten Sie alle Anwesenden, bequem den Schneidersitz oder eine andere Sitzhaltung einzunehmen.

Empfehlen und demonstrieren Sie die Verwendung einer Yogarolle, um die Sitzbeinhöcker so weit wie nötig anzuheben, damit das Becken in eine neutrale Position kommt. Bitten Sie Ihre Schüler nun, in sich zu gehen und den einfachen, natürlichen Fluss ihres Atems zu spüren. Bitten Sie sie, ihre Sitzbeinhöcker zu erfühlen und sie fester in die Matte zu schmiegen, als wollten sie sie in die Erde pressen. Dies erzeugt ein stärkeres Gefühl der Erdung. Bitten Sie sie nun, ihre Aufmerksamkeit wieder auf den Atem zu richten und seine natürliche Bewegung im Körper zu spüren. Fordern Sie sie auf, Gesicht, Augen und Stirn zu entspannen. Bitten Sie Ihre Schüler, die Atmung aus einem Zustand der Leichtigkeit und der Festigkeit heraus immer weiter zu vertiefen, die natürliche Wirkung des Atems auf den Körper zu spüren, mit jeder Einatmung größer und weiter zu werden, mit jeder Ausatmung tiefer zu entspannen und innerlich ruhiger zu werden. Ermuntern Sie sie dazu, auf die Lücke zwischen den Atemzügen zu achten, ohne den Atem nach dem Ein- oder Ausatmen anzuhalten, und die Qualität der Empfindung dieser Pausen mitzunehmen, während der Atem weiterfließt. Bitten Sie Ihre Schüler während der ruhigen und steten Beschäftigung mit dem Atem, dem Lufthauch zu lauschen, der durch ihre Kehle strömt und ein Geräusch erzeugt wie der Wind, der durch die Bäume fährt, oder das Rauschen des Meeres am Strand. Bitten Sie sie, während der gesamten Praxis bei diesem Geräusch, diesem Gefühl, diesem gleichmäßigen Fließen des Atems zu bleiben. Bitten Sie Ihre Schüler, in diesem durch Sitzen, Atmen, Beobachten und Fühlen entstandenen sanften und empfänglichen inneren Zustand die Handflächen vor dem Herzen in Anjali Mudra (Siegel der Verehrung oder Gebetshaltung) zusammenzuführen. Bestärken Sie sie darin, in Verbindung mit dem Atem zu bleiben, und bitten Sie sie, mit den Fingerspitzen die Stirn zu berühren, um Kopf und Herz symbolisch zu verbinden. Bitten Sie sie, in dieser inneren Verbundenheit kurz in sich zu gehen, sich in Erinnerung zu rufen, warum sie hier sind, und sich ihre Absicht und das innere Ziel ihrer Praxis klarer vor Augen zu führen. In Anbetracht Ihres persönlichen Vorsatzes und des Unterrichtsrahmens möchten Sie vielleicht:

- Eine kurze stille oder geführte Sitzmeditation anbieten.
- Ein Gedicht oder einen anderen Text vorlesen, der die Stimmung oder das Thema vorgibt.
- Einen Gesang anstimmen, der von Stunde zu Stunde oder von Jahreszeit zu Jahreszeit variieren kann.
- Die Anwesenden mit Pranayama aktivieren – Ujjayi ist ein Muss; *nadi shodhana* und Kapalabhati sind gute Übungen, um Yogastunden für Geübte und Fortgeschrittene zu beginnen.

An dieser Stelle können Sie den Schülern (und sich selbst) Gelegenheit geben, ihre Praxis einer Person oder einer Sache zu widmen, die ihnen wichtig ist. Wenn Sie ihnen eine stille persönliche Widmung gestatten, statt ein spirituelles Konzept vorzugeben, werden sie diesen Teil der Praxis als freier und angenehmer empfinden. Bitten Sie sie in den natürlichen Einschnitten des Unterrichts, zum Beispiel in der Pause nach einer intensiven Asanasequenz, erneut die Hände vor dem Herzen zusammenzuführen, die Stirn mit den Fingerspitzen zu berühren und sich ihre Absicht noch einmal bewusst zu machen.

Viele Schüler, die ein Yogastudio besuchen, genießen das gemeinsame Singen von *aum*. *Aum* ist eine heilige oder mystische Silbe aus den Veden, den Upanishaden und der Bhagavad Gita. Mal wird sie als »Grundklang des Universums«, mal als »Stimme Gottes« und mal als »Urklang der Schöpfung« bezeichnet. In einigen hinduistischen Texten steht der Buchstabe *a* für die Schöpfung (er entspringt der Essenz Brahmas), der Buchstabe *u* für den Erhalt des Gleichgewichts in der Welt (so wie dem Nabel des Gottes Vishnu eine Lotusblüte entspringt, auf der er Brahma balanciert) und der Buchstabe *m* für die Vollendung des Kreislaufs der

Existenz (wenn Vishnu einschlummert und sich alles, was ist, in seine Essenz auflöst). Dies signalisiert den Beginn der Yogapraxis, gibt den Ton an und richtet das Gewahrsein stärker nach innen. Diese drei Klänge können auch als Sinnbild dafür dienen, dass man sich den kreativen Möglichkeiten der Praxis öffnet, einen Quell tieferen Gleichgewichts im eigenen Leben findet und die geistigen Beeinträchtigungen überwindet, die dieser Praxis im Wege stehen. Sie können den Klang auch zu *om* vereinfachen. Es kann vorkommen, dass einige Schüler ihren Widerstand in ihrer Körpersprache zum Ausdruck bringen – lassen Sie's gut sein und fahren Sie mit dem Unterricht fort oder nehmen Sie sich die Zeit zu erklären, was *aum* bedeutet und warum man es singt.

Wenn wir die hier genannten Aspekte vereinigen, beginnt der verbindende Prozess des Hatha Yoga: Wir befreien die Sinne von äußeren Ablenkungen, indem wir den Geist auf den Atem, den Körper und das energetische Erwachen richten. Nehmen Sie sich stets Zeit für eine solche Einführung in die Praxis, mit der Sie den Ton, die Absicht, das Thema und andere übergreifende Aspekte der Stunde vorgeben. Am wichtigsten ist das Atemgewahrsein, das sich wie ein roter Faden – *sutra* – durch die ganze Stunde zieht. Indem Sie Ihre Schüler zu einem konzentrierteren inneren Gewahrsein führen, das Körper, Atem und Geist verbindet, helfen Sie ihnen, das Fundament für ihre Praxis zu legen.

Wie die Schüler während dieser Eröffnung der Stunde sitzen – gewöhnlich mit überkreuzten Beinen oder in Virasana (Heldensitz) – oder liegen, sollte vom weiteren Unterrichtszusammenhang und davon bestimmt sein, wie Sie ihr Können einschätzen. Das Sitzen mit überkreuzten Beinen ist für die meisten Schüler die stabilste und zugänglichste

Haltung. Virasana eignet sich hervorragend als Ausgangsposition in Stunden für Geübte und Fortgeschrittene. In regenerativen und therapeutischen Stunden, in der Schwangerschaft und nach der Geburt sowie in Kursen für Kinder bietet die Rückenlage einen beruhigenderen Einstieg in die Praxis. Beobachten Sie die Anwesenden und versuchen Sie, ein Gefühl für ihre Stimmung, ihr Energieniveau und ihren geistigen Fokus zu bekommen. Berücksichtigen Sie die Ergebnisse Ihrer Beobachtungen und Ihrer intuitiven Einschätzung bei der Länge der Sitzdauer und der Gestaltung dieses Teils der Yogapraxis. Dies ist eine hervorragende Gelegenheit, Pranayamatechniken zu vertiefen, welche die Schüler sofort in einen stärker sattvischen Zustand versetzen. Anregende Pranayamas wie Kapalabhati helfen, das Energieniveau tamasischer Schüler zu heben. Nadi Shodhana trägt dazu bei, eine rajasischere Gruppe zu beruhigen. (Eine ausführliche Beschreibung des 3. Prinzips und der drei *gunas* oder Qualitäten *rajas*, *tamas* und *sattva* finden Sie in *Yoga-Workouts gestalten*.) Sie können auch in Erwägung ziehen, die Stunde mit einer längeren Meditation zu beginnen. Wenn Sie den Eindruck haben, dass die Schüler beim anfänglichen Sitzen konzentriert sind, können Sie überlegen, die stille oder geführte Sammlung noch ein paar Minuten zu verlängern.

Viele Yogalehrer bevorzugen einen aktiveren Start, bei dem die Schüler in Tadasana (Berg) stehen oder eine andere Haltung einnehmen, in der sie sofort mit den Körperübungen beginnen können. Ein großer Teil von ihnen unterrichtet Yoga in erster Linie als Form körperlicher Ertüchtigung, oft in einem Fitnessstudio und unter größeren zeitlichen Einschränkungen. Aber auch unter diesen Umständen ist es möglich und – sofern es dem eigenen Yogaverständnis nicht völlig widerspricht – sogar ratsam, den Schülern zumindest für einen kurzen Augenblick Gelegenheit zu geben, in sich hineinzuspüren, ein Gefühl für ihren Atem und ihr Befinden zu bekommen und einen persönlichen Vorsatz für ihre Praxis zu fassen. Dabei ist es keineswegs nötig, die Hände in der Gebetshaltung zusammenzuführen oder zu singen. Trotzdem wird es für die Praxis aller Schüler von Vorteil sein, wenn sie zu Beginn die Möglichkeit haben, sich auf die Yogastunde einzustellen und stärker darauf zu konzentrieren.

Sie können zudem in Erwägung ziehen, in diesem anfänglichen Prozess des Erwachens und der Konzentration das Thema oder den Schwerpunkt bekanntzugeben, der Ihnen für diese Stunde vorschwebt.

Den Körper aufwärmen und aktivieren

Das langsame Aufwärmen des Körpers verbessert die Beweglichkeit, senkt das Verletzungsrisiko und schürt *tapas*, das innere Feuer, das Gifte und emotionale Anhaftung verbrennt. Die traditionelle Lehre der Beweglichkeit untergliedert den Aufwärmprozess in zwei große Kategorien: passives Aufwärmen von außen, zum Beispiel in einem aufgeheizten Raum oder mit einem warmen Bad; und aktives, selbstständiges Aufwärmen (Alter 1996, 149–150). Studien zeigen, dass passives Aufwärmen wie im Bikram Yoga und in anderen Hot-Yoga-Stilen die Hüftbeugung deutlicher verstärken kann als aktives Aufwärmen, zum Beispiel indem man sich in Balasana (Kind) oder Uttanasana (Vorbeuge aus dem Stand) hinein entspannt. Die höhere Temperatur verringert allerdings auch die Zugfestigkeit des Bindegewebes und kann zu Muskelfaserrissen führen (Troels 1973, 1–126). Das ist darauf zurückzuführen, dass man sich der Vorgänge beim passiven Aufwärmen weniger deutlich bewusst ist. Während das passive Aufwärmen hilft, den Körper auf intensive Aktivität vorzubereiten, hat das aktive Aufwärmen im Yoga zusätzliche Vorteile: Es erhöht den Puls und bereitet das Herz-Kreislauf-System auf intensivere Bewegung vor, es verbessert die Blutzufuhr zur aktiven Muskulatur, es steigert den Energieumsatz, es erhöht die Geschwindigkeit der Nervenimpulse und ermöglicht so ein feineres Gewahrsein der Körperbewegungen, und es erhöht die reziproke Innervation und verbessert damit das Zusammenspiel von Agonisten und Antagonisten.

Man kann den ganzen Körper oder gezielte Muskelpartien aufwärmen. Beiden Möglichkeiten wird sowohl in der Yoga- als auch in der westlichen Sportliteratur große Bedeutung beigemessen. Ein allgemeines aktives Aufwärmtraining besteht aus Bewegungen, die den ganzen Körper erwärmen. Es sollte unmittelbar auf die bereits erwähnte Einleitung des Yogaprozesses folgen oder darin einbezogen werden. Ist die Muskulatur aufgewärmt, muss diese Wärme auf dem Weg zum Übungshöhepunkt bewahrt werden, damit der Körper im Allgemeinen und die Wirbelsäule im Besonderen beweglich und der Geist auf die Praxis konzentriert bleiben. Obwohl es in vielen Stunden wichtig ist, Ruhephasen einzuplanen, ohne dass es zu einer Abkühlung kommt, sollten kühlende Asanas grundsätzlich im Anschluss an den Übungshöhepunkt und im Rahmen der integrativen Weiterführung zu Savasana (Totenhaltung) geübt werden.

Der Weg zum Übungshöhepunkt

Bei der Planung der Bewegungssequenz, die zum Übungshöhepunkt hinführt, geht es ausschließlich darum, die Praxis einfacher, zugänglicher, intensiver und nachhaltiger zu gestalten. Die Erfahrungen auf diesem Weg werden entscheidend dazu beitragen, wie der Übungshöhepunkt selbst erlebt wird. Dieser ist nicht mit dem Moment der maximalen inneren Wärme zu verwechseln, die durch die vorangegangenen Bewegungen und Haltungen erzeugt wurde. Es ist weniger ein Hitzegipfel als vielmehr ein Höhepunkt an Offenheit. In bestimmten Formen der Yogapraxis – vor allem in Vinyasa-Flow- oder Power-Yoga-Stunden mit festen Übungsfolgen aus intensiven Asanas und Übergängen – lässt sich der Übungshöhepunkt durchaus als Hitzegipfel definieren. Im engeren Sinne aber handelt es sich *um den Teil der Praxis, in dem die Einheit aus Körper und Geist durch die bisherigen Bewegungen und Asanas am besten auf den anspruchsvollsten Übungsteil vorbereitet ist*.

Wenn Sie die Asanas für den Weg zum Übungshöhepunkt zusammenstellen, sollten Sie dabei die Bewegungen und Positionen der anspruchsvollsten Haltung vorwegnehmen. Dazu müssen Sie sie zunächst in ihre Bestandteile zerlegen. Dies sind in erster Linie (1) das Verhältnis des Körpers zur Schwerkraft, (2) die Stellung der Gelenke und (3) die unterstützende Muskeltätigkeit. Nehmen wir zum Beispiel Adho Mukha Vrksasana (den nach unten schauenden Baum, gemeinhin Handstand genannt). Hier befindet sich der Körper in der völligen Umkehrung. Die Arme sind gestreckt und tragen das Gewicht des Körpers, Wirbelsäule und Becken sind neutral, auch die Beine sind vollständig gestreckt. Die Muskeln im ganzen Körper sind isometrisch kontrahiert, um die Gelenke zu stützen, während sie diese weitgehend anatomische Haltung des Körpers aufrechterhalten, die in ihrer Umkehrung von den Händen getragen wird. Alle diese Elemente lassen sich noch weiter aufgliedern, um noch genauer festzustellen, was dem Körper in einem stabilen Handstand abverlangt wird. Um Ihnen den Einstieg zu erleichtern, haben wir auf den Rückseiten der Karten die Grundelemente von insgesamt 125 Asanas aufgeführt.

Nach der Analyse der einzelnen Bestandteile des Höhepunktasanas begeben Sie sich im nächsten Schritt auf die Suche nach einfacheren Haltungen, die einige davon aufweisen. Während Sie weiterhin darauf achten, den Körper nach und nach aufzuwärmen, ordnen Sie die zunehmend komplexeren Asanas so an, dass sie sich allmählich in Form und Bewegung dem Höhepunktasana annähern. Auf diese Weise gelangen Sie zu einer hinführenden Übungsfolge, einer Reihe vorbereitender (und integrativer) Asanas, die sowohl für sich allein stehen können als auch die Bausteine des Höhepunktasanas bilden.

Auf dem Weg zum Übungshöhepunkt sollten die Schüler nach und nach herausfinden, was sie tun müssen, um mit speziellen Bewegungen in bestimmte Haltungen zu gelangen. Diese Vorübungen sollten einfacher und zugänglicher sein als das Höhepunktasana und es Körper und Geist so erleichtern, die Anweisungen zu verstehen und später auf die Beschäftigung mit dem Übungshöhepunkt zu übertragen. Handelt es sich dabei um Adho Mukha Vrksasana, werden die Schüler die einschlägigen Anweisungen für Hände, Arme und Schultern meist schon von Tadasana, Urdhva Hastasana und Adho Mukha Svanasana kennen. Haben sie den Übungshöhepunkt erreicht, werden diese Worte wahrscheinlich in ihrem Körper und in ihrem Geist widerhallen und dafür sorgen, dass sie Ihre Hinweise zu Adho Mukha Vrksasana besser verstehen und leichter umsetzen können.

Es führen unendlich viele Wege zu jedem Höhepunktasana. Jeder von ihnen vermittelt andere Erfahrungen. Nehmen Sie nicht immer die gleiche Route, sondern spielen Sie damit, sowohl die vorbereitenden Asanas als auch ihre spezielle Reihenfolge zu variieren. Tun Sie dies zunächst im Rahmen der eigenen Praxis, um die Wirkung verschiedener Alternativen zu erleben, ohne dabei das Grundprinzip »Vom Einfachen zum Komplexen« aus den Augen zu verlieren, und Ihrer Analyse der Einzelelemente des Übungshöhepunktes zu folgen. Es wird Sie kreativer machen und Ihnen helfen, den Unterricht mit neuen und interessanten Herangehensweisen an die Höhepunktasanas aufzufrischen.

Um die einzelnen Elemente der Asanas zu finden, sollten Sie zunächst folgende Fragen beantworten:

1. Was muss offen sein?

Konzentrieren Sie sich zunächst auf die Gelenke, die sich praktisch ihrem vollen Bewegungsumfang öffnen müssen. Welche Muskeln im Bereich dieser Gelenke werden am stärksten gedehnt – müssen am stärksten nachgeben? Stellen Sie diese Frage auch im Hinblick auf die anderen Gelenke, die maßgeblich an diesem Asana beteiligt sind, selbst wenn sie sich nicht in diesem Umfang öffnen müssen. Gibt es einfachere Asanas mit der gleichen oder einer ähnlichen Öffnung?

Beispiel: In der asymmetrischen Stellung Hanumanasana (Haltung des Affengottes Hanuman, umgangssprachlich Spagat) müssen die hinteren Oberschenkelmuskeln, Hüftbeuger und -strecker, die Hüftadduktoren sowie die Innen- und Außenrotatoren der Hüfte erheblich nachgeben. Die folgenden einfachen Asanas unterstützen diese Öffnung: Uttanasana öffnet die hinteren Oberschenkelmuskeln, Utthita Trikonasana (Dreieck) die hinteren Oberschenkelmuskeln und die Innenrotatoren, Prasarita Padottanasana (Vorbeuge mit gespreizten Beinen) die hinteren Oberschenkelmuskeln und die Hüftadduktoren, Anjaneyasana (tiefer Ausfallschritt) und die Vorübung zu Eka Pada Raja Kapotasana (einbeinige Königstaube) die Hüftbeuger und -strecker sowie die Innenrotatoren und Garudasana (Adler) die Außenrotatoren der Hüfte.

2. Was muss diese Öffnung unterstützen?

Die Öffnung in einem Teil des Körpers setzt für gewöhnlich die vorherige Öffnung in einem anderen voraus. So fällt es uns zum Beispiel deutlich leichter, die Arme vollständig über den Kopf zu heben, wenn die Rautenmuskeln zwischen den Schulterblättern weich und geschmeidig sind. Gibt es einfachere Asanas, bei denen die gleichen oder ähnliche Muskeln zusammenarbeiten?

Beispiel: Wärmen Sie für Hanumanasana Beine und Hüften gezielt mit einer großen Auswahl von Standhaltungen auf und konzentrieren Sie sich dabei besonders auf Stellungen mit Innenrotation. Unterstützen Sie die Öffnung der Wadenmuskulatur (vor allem des zweiköpfigen Wadenmuskels und des Schollenmuskels) mit Ashta Chandrasana (hoher Ausfallschritt oder Halbmond), Virabhadrasana I und II (Krieger I und II) sowie Pada Hastasana (Fuß-Hand-Haltung). Arbeiten Sie gezielt an der Innenrotation des hinteren Beins.

3. Was muss stabil sein?

Erinnern sie sich an die Grundeigenschaften der Asanas: Sthira und Sukha, Festigkeit und Leichtigkeit. Für Stabilität ist beides vonnöten; Stabilität wiederum erleichtert Festigkeit und Leichtigkeit. Bei jedem Höhepunktasana müssen bestimmte Bereiche des Körpers stabil sein. Welche sind das? Gibt es einfachere Asanas, welche die Stabilität auf die gleiche oder eine ähnliche Weise fordern?
Beispiel: Bei Hanumanasana bilden Becken und Beine das Fundament der Stellung und müssen fest geerdet sein.

4. Woraus speist sich diese Stabilität?

Um herauszufinden, aus welchen Quellen sich die Stabilität speist, müssen Sie beim Fundament der Stellung ansetzen. Welche Teile des Körpers haben Bodenkontakt? Wie kann man sie besser erden, ohne die Leichtigkeit zu beeinträchtigen? Wo sind die schwachen Glieder dieser Haltung, also die Bereiche, in denen es den Muskeln schwerer fällt, die Gelenke in der geforderten Position zu stützen? Wie kann man sie stabilisieren (siehe nachfolgende Frage zu den energetischen Abläufen)? Gibt es einfachere Asanas mit den gleichen oder ähnlichen stabilisierenden Elementen?

Beispiel: Die meisten Schüler können Beine und Becken nicht im Boden verankern, wenn sie Hanumanasana erforschen, weil ihre Muskeln verspannt sind und ihr Bewegungsumfang eingeschränkt ist. Da könnte es nützlich sein, den Bereich des vorderen Sitzbeinhöckers zu stützen. Die Unterlage sollte so hoch wie nötig sein, um eine feste Erdung zu ermöglichen. Währenddessen wird das hintere Bein gerade nach hinten gestreckt und nach innen rotiert. Die hintere Hüfte wird nach vorne gebracht, so dass das Becken parallel zur Vorderkante der Matte ist.

5. Was sind die Grundhaltungen und -ausrichtungs-prinzipien des Höhepunktasanas?

Die korrekte Ausrichtung der Gelenke zueinander ist ein wichtiger Aspekt einer sicheren und nachhaltigen Praxis. Angesichts der Komplexität des Höhepunktasanas kann es eine beachtliche Herausforderung sein, die richtige Ausrichtung zu wahren. Zerlegen Sie die Stellung sorgfältig in ihre Ausrichtungselemente, um zu ermitteln, ob es einfachere Asanas mit der gleichen Grundhaltung und -ausrichtung gibt.

Beispiel: Achten Sie in Hanumanasana in erster Linie auf die Ausrichtung des hinteren Beines (um das Knie zu schützen und die Innenrotation des Oberschenkels zu unterstützen), während Sie das gleichseitige Becken nach vorne bringen, um ein symmetrischeres Fundament zu schaffen. Virabhadrasana I und die Vorübung zu Eka Pada Raja Kapotasana sind einfachere Asanas mit gleicher Ausrichtung und gleichen energetischen Abläufen.

6. Was sind die energetischen Abläufe des Höhepunktasanas?

Will man Festigkeit und Leichtigkeit wahren, muss man trotz der relativen Reglosigkeit einer gehaltenen Stellung oder im Übergang von einem Asana zum nächsten etwas tun. Was sind das für Bewegungen? In erster Linie handelt es sich dabei um isometrische Muskelkontraktionen, Sie sollten aber auch andere Vorgänge berücksichtigen wie die relative Herausforderung, Ujjayi Pranayama aufrechtzuerhalten und in die Bereiche der Spannung hineinzuatmen. Fragen Sie sich dann, ob es auch andere Asanas mit den gleichen oder ähnlichen energetischen Abläufen gibt.
Beispiel: Im vorderen Bein haben wir eine starke isometrische Kontraktion des Quadrizeps, damit die hinteren Oberschenkelmuskeln besser nachgeben können. Das hintere Bein rotiert aktiv nach innen, um gestreckt zu bleiben und Torsionskräfte im Kniegelenk zu verhindern. Diese Bewegung unterstützt auch die Drehung des Beckens in eine neutralere und symmetrischere Position. Auch hier dienen Virabhadrasana I und die Vorübung zu Eka Pada Raja Kapotasana als einfachere Asanas mit ähnlicher Körperhaltung und ähnlichen energetischen Abläufen.

7. Welche Spannungen können durch die Asanas entstehen, die zum Übungshöhepunkt hinführen?

Denken Sie daran, dass jede Haltung neue Spannungen erzeugen kann. Finden Sie heraus, welche Bereiche bei den einzelnen Asanas auf dem Weg zum Übungshöhepunkt betroffen sind.

Beispiel: Hier kommt es darauf an, aus welchen vorbereitenden Asanas sich die Hinführungssequenz im Einzelnen zusammensetzt.

8. Welche Asanas können diese neuen Spannungen auf dem Weg zum Übungshöhepunkt beseitigen, ohne die erzeugte Wärme und Öffnung zu gefährden?

Finden Sie Asanas oder Variationen, welche die Bereiche dehnen, entspannen oder stabilisieren, in denen zusätzliche Spannungen oder ein energetisches Ungleichgewicht entstanden sind, und die dem Fluss der Asanas damit eine integrative Qualität verleihen.

Wenn Sie die Bestandteile der Höhepunktasanas kennen, können Sie den Weg zum Übungshöhepunkt kreativ und doch vernünftig anlegen. Dies sollte im Einklang mit der allmählichen Erwärmung des Körpers und der Steigerung von einfachen zu komplexen Asanas geschehen.

Meist besteht der Weg aus Surya Namaskara in irgendeiner Form sowie aus Standhaltungen. Beides bietet viele Möglichkeiten, den Körper gezielt aufzuwärmen und die Elemente der Höhepunktasanas zu erkunden. Die verschiedenen Varianten von Surya Namaskara enthalten Stellungen aus allen Asanafamilien außer den Drehungen und bieten viele Möglichkeiten, den Schülern die Ausrichtungsprinzipien und die energetischen Abläufe eines breiten Spektrums komplexer Asanas deutlicher zu Bewusstsein zu bringen. Vielleicht möchten Sie den Fluss von Surya Namaskara unterbrechen, damit sich Ihre Schüler unter Ihrer Anleitung mit bestimmten Haltungen oder Bewegungen beschäftigen können, die dem Höhepunktasana verwandt sind. Weisen

Sie in diesem Fall darauf hin, dass sie es langsam angehen sollten, da sie sich noch in der allgemeinen Aufwärmphase befinden und manche Asanas vielleicht nur ein paar Atemzüge halten können.

Auch Standhaltungen sind perfekt, um gezielte Aufwärm- und Aktivierungsbewegungen für die Höhepunktasanas zu erforschen. Sie wärmen den ganzen Körper weiter auf und bearbeiten bestimmte Körperteile zugleich mit mehr Nachdruck. In dieser Phase können Sie den Schülern wiederholt Anleitung geben, die ihnen hilft, die Unterschiede zwischen Innen- und Außenrotation der Hüfte, die neutrale Stellung des Beckens im Verhältnis zur Lendenwirbelsäule, die Eigenschaften von Elastizität und Spannkraft sowie das Grundprinzip von Wurzeln und Dehnung zu verstehen, das für alle Asanas gilt. Sie können auch kreative Variationen einbringen, um gerade mit verschiedenen Arm-, Schulter- und Oberkörperpositionen besser auf bestimmte Körperbereiche und Bewegungen eingehen zu können.

Um als Lehrer die Asanas einer ganzen Unterrichtsstunde korrekt analysieren zu können, müssen Sie ihre funktionelle Anatomie, Biomechanik und feinstoffliche Energetik studieren. Die Komplexität des menschlichen Körpers macht dies – vor allem in Unterrichtssituationen mit heterogenen Schülergruppen – zu einem lebenslangen Prozess des Lernens und der professionellen Weiterentwicklung. Gleichzeitig wird Ihre persönliche Kreativität von Anfang an durch die besondere Weise zum Ausdruck kommen, wie Sie Ihren Unterricht aufbauen und vermitteln. Während Sie daran arbeiten, die Grundlage Ihres Wissens und Ihres Könnens auszubauen, spielen Sie mit diesen Karten, um den Weg zum Übungshöhepunkt so zu gestalten, dass er sachkundig zusammengestellt, wirkungsvoll, ökonomisch, schön und integrativ ist.

Die Erkundung des Übungshöhepunkts

Das oder die Höhepunktasanas sind sowohl der einfachste als auch der anspruchsvollste Teil der Stunde. Einerseits sind sie der einfachste Teil, wenn der Weg zum Höhepunkt von den verschiedenen Vorübungen aus einen klaren und einfachen Blick auf den Gipfel gewährt. Diese Herangehensweise birgt kaum Überraschungen, und das Hochgefühl bei der Erkundung eines Asanas, das man andernfalls für unvorstellbar oder unerreichbar gehalten hätte, bringt große Freude. Andererseits sind sie der anspruchsvollste Teil, da sie besonders viel Kraft, Offenheit oder Gleichgewicht erfordern.

In vielen Yogastunden bilden die Rückbeugen den Übungshöhepunkt. Das ist vernünftig, wenn man bedenkt, dass sie zu den komplexesten Asanas gehören. Es ist allerdings keineswegs die einzige Möglichkeit. Das Höhepunktasana kann aus jeder Asanafamilie stammen und je nach Art der Stunde, der Schüler, des Themas und aufgrund anderer Überlegungen gewählt werden. Praktisch jede Haltung kann den Übungshöhepunkt bilden. Asanas, die für einen gesunden und erfahrenen Schüler ganz einfach zu sein scheinen, können sich für einen Menschen mit erheblichen körperlichen Einschränkungen als äußerst schwierig erweisen. Deshalb sollte auch eine vermeintlich einfache Haltung in ihre noch einfacheren Elemente zerlegt werden, wenn man eine Stunde plant, in der sie den Höhepunkt bildet.

Während der letzten Etappe auf dem Weg zum Übungshöhepunkt muss man den Schülern Raum geben, sich vollständig zu entspannen, die Atmung ins Gleichgewicht zu bringen und sich ihre persönliche Absicht für die Praxis noch einmal zu vergegenwärtigen. Das können nur ein paar Atemzüge sein, in denen man die Schüler auffordert, sich zu entspannen und zu ihrem Gewahrsein zurückzufinden. Es kann auch im Rahmen einer längeren Pause in Balasana oder einer anderen Entspannungshaltung geschehen, die im Idealfall die bis zu diesem Punkt erzeugte Wärme und Offenheit bewahrt. Dazu sollte man wissen, dass alle Wärme der Welt nervliche Anspannung nicht gänzlich überwinden kann. Versuchen Sie, die Wärme zu bewahren; noch wichtiger aber ist, dass Sie die Schüler dazu anleiten, vor der Erkundung des Höhepunktes loszulassen.

Dies ist ein guter Zeitpunkt, die Schüler daran zu erinnern, dass es im Yoga nicht darum geht, idealisierte Körperhaltungen zu meistern, sondern dass es ein Prozess der Selbsterforschung, Selbstannahme und Selbsttransformation ist. Festigen Sie das Konzept, mit den eigenen Grenzen zu spielen, indem Sie Ihre Schüler ermuntern, dem Kernprinzip von *sthira sukham asanam* treu zu bleiben – Festigkeit, Leichtigkeit und Geistesgegenwart. Da es in jeder Stunde unweigerlich Schüler mit unterschiedlichen Fähigkeiten und Interessen geben wird, sollten Sie entsprechende Abwandlungen und Variationen anbieten. Während Sie ein immer besserer Lehrer werden und sich immer wohler fühlen, wird es Ihnen auch stetig leichter fallen, den Anwesenden mehrere Möglichkeiten zur Auswahl zu stellen und gleichzeitig empfänglich dafür zu bleiben, was in der Stunde mit den einzelnen Schülern geschieht.

Geben Sie den Schülern bei der Beschäftigung mit dem Höhepunktasana reichlich Zeit, die Haltung ein paarmal zu versuchen. Erinnern Sie sie bei asymmetrischen Asanas (bei denen sich die Haltung der rechten von der Haltung der linken Körperseite unterscheidet) daran, zwischen den einzelnen Versuchen die Seite zu wechseln. Haben Sie Verständnis dafür, dass die Vertrautheit mit der Stellung und das Können der Schüler in einem Kurs wahrscheinlich erheblich variieren werden. Geben Sie ihnen deshalb je nach ihrem Erfahrungsstand und ihren Bedürfnissen genügend Zeit und Unterstützung. Einige Schüler werden sich länger mit der Stellung beschäftigen wollen als andere. Deshalb sollten Sie Ausgleichshaltungen vorbereiten, in denen sich die einen bereits ausruhen können, während die anderen noch die Stellung erkunden.

Die Integration der Praxis

Wie bereits erwähnt, gilt Pratikriyasana sowohl für individuelle Asanas als auch für Asanafolgen bis hin zu ganzen Unterrichtsstunden. Mit zunehmender Erfahrung werden die Schüler lernen, vom Beginn jeder Praxis bis zum völligen Loslassen in Savasana das Gleichgewicht zwischen Anstrengung und Leichtigkeit zu wahren. Dennoch ist es in Stunden mit Übungsbogen wichtig, dass man nach dem Höhepunkt auf dem Weg zu Savasana stärker integrative und regenerative Asanas anbietet. Dieser integrative Prozess besteht aus vier Abschnitten: (1) Pratikriyasana zum Höhepunktasana, (2) tiefe und statischere Asanas zur Entspannung, (3) Pranayama und Meditation sowie (4) Savasana.

Pratikriyasana zum Höhepunktasana: Bieten Sie eine Reihe von Asanas an, um alle Spannungen zu neutralisieren, die beim Üben der Höhepunktasanas entstanden sind. Um mit dem Beispiel von Hanumanasana fortzufahren: In dieser Haltung werden die hinteren Oberschenkelmuskeln, die Innenrotatoren und die Leiste intensiv gedehnt. Die Aufgabe besteht nun darin, Asanas zu finden, die diese Bereiche lockern, ohne sie zu dehnen. Setu Bandha Sarvangasana (Schulterbrücke) eignet sich hervorragend, um die Regeneration der Sehnenansätze der hinteren Oberschenkelmuskeln an den Sitzbeinhöckern zu unterstützen. Drehbewegungen mit angezogenen Beinen wie Ardha Matsyendrasana (Drehsitz) oder Supta Parivartanasana (Drehung im Liegen) lockern Innenrotatoren und Leisten. Je nachdem, wie Sie nach dem Höhepunktasana weitermachen möchten, können Sie in Erwägung ziehen, die Schüler mit Ausgleichsasanas auf natürlichere Weise in diese Richtung zu führen.

Tiefere Entspannung und Integration: Sind die Spannungen neutralisiert, lassen Sie eine Reihe von Asanas folgen, die den Körper zur Ruhe bringen und es den Schülern ermöglichen, tiefere Entspannung und ein tieferes energetisches Gleichgewicht zu finden. Vorbeugen im Sitzen und Hüftöffnungen sind wunderbar beruhigend. Planen Sie die Abfolge dieser Asanas ebenso bewusst wie den Weg zum Übungshöhepunkt. Auch die Integration sollte vom Einfachen zum Komplexen führen und die dynamische Erkundung ermöglichen, während man gleichzeitig immer mehr in die Stille kommt. Gehen Sie schließlich zu beruhigenden Umkehrhaltungen wie Salamba Sarvangasana (gestützter Schulterstand), Halasana (Pflug) oder Viparita Karani (umgekehrte Haltung) über.

Pranayama und Meditation: Wir betrachten Pranayama und Meditation hier im Rahmen von Stunden, in denen die Asanapraxis im Vordergrund steht. Dies ist nicht mit einer vollständigen Pranayama- oder einer intensiven Meditationspraxis zu verwechseln, was zusammen mindestens dreißig Minuten, besser noch eine Stunde oder länger in Anspruch nehmen sollte. Wie bereits erwähnt, ist eine ausgewogene Asanapraxis die perfekte Vorbereitung auf Pranayama und Meditation. Wenn Sie im Rahmen eines Retreats unterrichten oder Zeit für zwei Unterrichtsstunden haben, sollten Sie an diesem Punkt (oder im Anschluss an Savasana) überlegen, Pranayama und Meditation noch etwas auszudehnen. Zwei Pranayamas, die sich bei den meisten Schülern öffentlicher Yogastunden als Abschluss der Asanapraxis eignen, sind Kapalabhati (Schädelreinigung) und Nadi Shodhana (Wechselatmung). Eine ausführliche Anleitung, wie Sie diese Techniken unterrichten, finden Sie in *Yoga unterrichten* (2015). Bei der Meditation ist zu beachten, dass ein paar Minuten ruhigen Sitzens am Ende der Stunde eine wunderbare Möglichkeit sind, zum nächsten Vinyasa überzuleiten, das die Schüler wieder von ihren Matten fortführt. Für eine tiefe Meditation ist das selbstverständlich nicht ausreichend. Wenn Sie intensiver meditieren möchten, sollten Sie deshalb zunächst Savasana abschließen und sich dann mit der Meditation beschäftigen, wenn ausreichend Zeit zur Verfügung steht (mindestens dreißig Minuten), um sich tief darin zu versenken.

Savasana: Beschließen Sie alle Stunden mit mindestens fünf Minuten in Savasana, dem erholsamsten aller Asanas. Erinnern Sie Ihre Schüler daran, dass diese Stellung ihnen hilft, die Wirkung der Praxis vollständig zu integrieren, und ihnen gleichzeitig ein Gefühl von Vollständigkeit, Offenheit und Ganzheit schenkt.

Wie man die Integration der Asanas verstärkt

Bei jedem Üben haben Sie die Gelegenheit, die Selbsttransformation noch weiter zu vertiefen. Dies geschieht mit jedem Atemzug, jedem Asana, jeder Übungsfolge und erstreckt sich auf die gesamte Praxis eines Menschen im Laufe seines Lebens. In diesem Prozess der Selbsttransformation kreist das Bemühen um ein einfaches, zunehmend stärkeres Erwachen darum, dass man immer wieder zu einem Gefühl von *samasthiti* – Gleichmut in Körper, Atem, Geist und Seele – zurückkehrt. Dies verleiht der Asanapraxis die Eigenschaft von *yoga chikitsa* – wörtlich »Yogatherapie« –, die den Körper neu strukturiert und das gesamte energetische Wesen eines Menschen verfeinert. Dies ist ein wesentliches Element jedes Unterrichts und setzt voraus, dass Sie als Lehrer den Raum schaffen, die Asanas so zusammenstellen und die Kursteilnehmer so anleiten, dass es dazu beiträgt, ihnen ein praktisches Gewahrsein dieser Veränderung und Integration in ihren Körper, ihren Geist und ihre Seele zu geben.

Es folgen einige Möglichkeiten, diese Integration der Asanapraxis im Unterricht zu fördern und damit den Nutzen jeder Praxis zu maximieren, indem wir auf den Dingen aufbauen, die wir in diesem Abschnitt bereits behandelt haben:

- *Schaffen Sie Raum für Ruhe.* Erinnern Sie Ihre Schüler zu Beginn jeder Stunde daran, wie wichtig es ist, dass sie beim Üben ein Gefühl von Festigkeit und Leichtigkeit empfinden und gleichzeitig an ihre Grenzen gehen. Geben Sie ihnen ausdrücklich die Erlaubnis – ja ermutigen Sie sie sogar –, sich auszuruhen, wenn sie das Bedürfnis danach verspüren, und den Raum zu schaffen, ihre Atmung und ihre Energie wieder ins Gleichgewicht zu bringen, ehe sie mit der Praxis fortfahren. Demonstrieren Sie Balasana und erinnern Sie daran, dass diese Stellung ein guter Freund ist, zu dem sie nach Belieben zurückkehren können. Geben Sie nach besonders intensiven Asanafolgen grundsätzlich Gelegenheit zum Ausruhen.

- *Geben Sie immer wieder Gelegenheit zur Selbsteinschätzung.* Planen Sie kurze oder lange Pausen in den Unterrichtsfluss ein. Fordern Sie Ihre Schüler auf, zu ihrer ursprünglichen Übungsabsicht zurückzukehren, nachzuspüren, wie sie sich gerade fühlen, und bei ihrer Absicht und dem Gefühl von Samasthiti zu bleiben, während Sie mit den Asanas fortfahren.
- *Nutzen Sie Pratikriyasana*, um die von den Asanas erzeugten Spannungen zu neutralisieren und den Körper ins Gleichgewicht zu bringen.
- *Bieten Sie energetisch ausgewogene Übungsfolgen an.* Achten Sie bei der Unterrichtsplanung genauestens auf den Energiebogen und die Energiewellen der Asanafolgen, um das gewünschte energetische Gleichgewicht für diese Stunde herzustellen.
- *Savasana.* Ein paar Minuten – fünf oder länger – in Savasana sind für die vollständige Integration und den Abschluss der Praxis unerlässlich. Die beste Möglichkeit besteht darin, sich hinzulegen, ohne Anstrengung zu atmen, sich der Schwerkraft hinzugeben und Körper, Geist und Atem ganz zur Ruhe kommen zu lassen.

- *Schaffen Sie Raum für Meditation*. Im Idealfall sollte die ganze Praxis eine meditative Erfahrung sein. Ihre Schüler können diesen Aspekt allerdings auch dadurch vertiefen, dass Sie im Unterricht die Gelegenheit schaffen, zu einem Gefühl tieferer Stille zu gelangen. Dies kann zu Beginn der Stunde, im Asanafluss oder am Ende der Asanapraxis (vor oder nach Savasana) geschehen.
- *Wenn man die Matte verlässt*. Sobald man sich von der Matte erhebt, beginnt das nächste Vinyasa damit, dass man den Schritt hinaus in die Welt bewusst und gegenwärtig erlebt. Bitten Sie Ihre Schüler, darauf zu achten, wie sie sich bewegen, atmen, denken und fühlen. Ziehen Sie in Erwägung, die Stunde mit einem Moment der Besinnung zu beschließen, in dem Sie Handflächen und Fingerspitzen vor dem Herzen zusammenlegen und zur Stirn führen, um ein Gefühl der Verbundenheit von Kopf und Herz zu symbolisieren und zu empfinden, während Sie einen Vorsatz für den Rest des Tages fassen.

Wie man eine themenbezogene Stunde gestaltet

Einer der erfüllendsten Aspekte des Yogaunterrichts ist es, frische und sinnvolle Stunden zu planen. Ganz gleich, ob Sie wie im Ashtanga Vinyasa Yoga oder im Bikram Yoga eine feste Übungsfolge vermitteln oder eigene Übungsfolgen zusammenstellen: Jede Stunde bietet Ihnen und Ihren Schülern die Gelegenheit, einen Beitrag zur kreativen Entwicklung des Yoga zu leisten. Aber der schöpferische Prozess – sich neue, zugängliche, interessante und nachhaltige Stunden auszudenken – kann auch eine Herausforderung sein. Hier kommen die verschiedenen Unterrichtsthemen ins Spiel: Sie bieten ein breites Spektrum an Möglichkeiten, den Yogaunterricht interessanter und einprägsamer zu gestalten.

Themen ermöglichen es uns, klarere und umfassendere Zusammenhänge zwischen verschiedenen Elementen der Praxis herzustellen – von den Ausrichtungsprinzipien über die Verfeinerung des Atems bis hin zur Öffnung für ein klareres Gewahrsein. Sie können uns ferner dabei unterstützen, in unseren Schülern ein größeres Verständnis dafür zu wecken, was sie überhaupt an die Matte treibt. Beginnen Sie bei der Planung einer themenbezogenen Stunde mit etwas, das Ihrem persönlichen Yogaverständnis sowie den von Ihnen verkörperten Kenntnissen und Fähigkeiten als Lehrer entspricht. Fragen Sie sich noch einmal, warum Sie Yoga praktizieren. Erstellen Sie eine einfache Liste der Dinge, die Ihnen in Ihrer Praxis – und in Ihrem Unterricht –

am wichtigsten sind. Wenn Sie diesen persönlichen Yogawerten Geist und Herz vorbehaltlos öffnen, werden Sie den fruchtbarsten Boden für Ihre Unterrichtsthemen finden. Beachten Sie dabei die Grundprinzipien der Gestaltung von Übungsfolgen. Sie tragen dazu bei, eine sichere, nachhaltige und transformative Praxis zu gewährleisten.

Fünf Vorschläge für Unterrichtsthemen

Bewegung im Körper: Manche Übungsanweisungen können verwirrend sein. So kann es zum Beispiel den Anschein haben, als sei die Außenrotation der Arme in Tadasana das Gegenteil der gleichen Bewegung in Urdhva Hastasana (gestreckte Berghaltung). Diese Unklarheit kann zu einer Überbeanspruchung führen, wenn man versucht, die Arme in Haltungen wie Utthita Parsvakonasana (gestreckte seitliche Winkelhaltung) über den Kopf zu strecken. Macht man die Außenrotation der Arme zum Thema einer Stunde, beseitigt man die Verwirrung und schenkt den Schülern die Freiheit, andere Aspekte ihrer Praxis zu verfeinern. *Weitere Beispiele*: der Vergleich von Innen- und Außenrotation der Oberschenkel; die Beziehung von Wurzeln und Dehnung; die neutrale Stellung des Beckens im Verhältnis zur Lendenwirbelsäule als Ausgangspunkt für alle weiteren Bewegungen des Rückens.

Natur und Kosmos: Nehmen wir an, Sie schätzen die Verbundenheit mit den Rhythmen der Natur und wollen im Unterricht auch Ihren Schülern die Möglichkeit geben, sich damit zu beschäftigen. In diesem Fall können Sie mit den Veränderungen von Licht und Energie spielen, die den Jahreszeiten, Mondphasen und sogar Tageszeiten entsprechen. Sie können zum Beispiel in der Zeit zwischen Herbst-Tagundnachtgleiche und Wintersonnwende damit experimentieren, die Asana- und Pranayamapraxis dahingehend anzupassen, dass mehr Energie bewahrt wird, oder die Vorstellung des schwindenden Tageslichts als bildhaften Ausdruck für die Auseinandersetzung mit dem Licht und der Dunkelheit verwenden, die durch die Rhythmen unseres Lebens pulsieren.

Archetypen und Mythologie: Die Wortwurzel *asana* beinhaltet auch die Vorstellung eines Rituals, einer Reihe von Handlungen mit symbolischer Bedeutung, mit deren Hilfe wir Bereiche persönlicher, emotionaler oder spiritueller Erfahrung in den Mittelpunkt rücken können. Eine Quelle der Symbolik ist die große Zahl mythologischer Gestalten aus den verschiedenen Kulturkreisen der Erde, die alle eine tiefe Weisheit über die Bedingungen und Umstände des Lebens und des Bewusstseins in sich bergen. Die Möglichkeiten sind unbegrenzt – ob Sie sich in Surya Namaskara vor der Sonne verneigen und dabei eine immer stärkere Verbindung zur inneren Sonne im spirituellen Herzzentrum spüren oder mit Hilfe der Geschichte von Astavakra und der Stützhaltung Astavakrasana (Haltung des Weisen Astavakra) Missverständnisse und Vielschichtigkeit überwinden.

Asanafamilien: Indem Sie in einer Stunde den Schwerpunkt auf eine Asanafamilie – zum Beispiel Rückbeugen – legen, geben Sie Ihren Schülern Gelegenheit, diesen Aspekt ihrer Praxis zu vertiefen. Auf diese Weise können Sie auch die Zusammenhänge zwischen den Elementen der verschiedenen Asanafamilien besser verdeutlichen. Statt die Rückbeugen zum Beispiel getrennt zu betrachten, können Sie ergründen, wie diese Asanas zu ihrem vollsten Ausdruck gelangen, während der Körper mit Surya Namaskara (Sonnengruß) und Standhaltungen ganz natürlich aufgewärmt, die Hüftbeuger mit Ausfallschritten geöffnet, die Muskulatur der Wirbelsäule mit Drehungen geschmeidig gemacht und der Schultergürtel mit speziellen Schulterdehnungen geöffnet wird.

Chakras: Stunden, in denen die Chakras das Thema sind, ermöglichen Ihren Schülern eine einprägsame Erfahrung, die sie von der Matte auf die Welt übertragen können – ob Sie die Chakras als feinstoffliche Energiezentren, als Emanation göttlichen Bewusstseins oder als nützliche Symbole für klarere Überlegungen zur Einheit von Körper und Geist verstehen. Bei meinen einwöchigen Retreats stelle ich meist jeden Tag ein anderes Chakra in den Mittelpunkt, und die Asanas, Pranayamas und Meditationsübungen sind darauf abgestimmt, sie ins Gleichgewicht zu bringen: Erdung, Schöpfung, Manifestation, Liebe, Teilen, Erwachen zu klarerem Bewusstsein, Glückseligkeit. Dies schließt die Planung von Übungsfolgen ein, die den Chakras und ihrer Bedeutung entsprechen und zugleich jeden Tag eine ausgewogene Praxis bieten.

Es gibt ebenso viele Möglichkeiten für Unterrichtsthemen wie kreative Yogalehrer. Hören Sie nicht auf, die Bereiche der spirituellen Philosophie, der Haltungsfragen, der Polarität von Erfahrung und Handeln, der feinstofflichen Energetik, der Feiertage und sogar des Tagesgeschehens zu erforschen. So können Sie Stunden anbieten, die Ihren Schülern helfen, klarere Zusammenhänge auf ihrem Yogaweg herzustellen.

Wie man Übungsfolgen mit Asanas aus einer oder mehreren Asanafamilien gestaltet

Du musst das ganze Leben verstehen, nicht nur einen kleinen Teil davon. Deshalb musst du lesen, deshalb musst du den Himmel betrachten, deshalb musst du singen und tanzen und Gedichte schreiben und leiden und verstehen, denn all das ist Leben.

Jiddu Krishnamurti

Die Gestaltung von Übungsfolgen beginnt damit, dass man Asanas in ihre Bestandteile zerlegt. Anschließend bringt man ausgewählte Yogahaltungen in eine Reihenfolge, die sich aus dem Verhältnis der einzelnen Bewegungen dieser Elemente zueinander ergibt, während man fest und leicht den Übungsbogen einer ganzen Unterrichtsstunde durchläuft. Wenn dieser Ansatz auf den im vorigen Kapitel »Der Übungsbogen im Yogaunterricht« dargelegten Prinzipien beruht, führt er zu gefahrlosen, transformativen und nachhaltigen Unterrichtsstunden, die es den Schülern ermöglichen, mehr oder weniger nahtlos von der leichten über die mittelschwere zu einer anspruchsvolleren Praxis voranzuschreiten. Sie können diesen Ansatz bei der Gestaltung aller Yogastunden unabhängig von Stil, Schwierigkeitsstufe oder Umfeld verwenden, wenn Sie die folgenden drei Schritte beherzigen:

1. Betrachten Sie die Grundeigenschaften verschiedener Asanas und überlegen Sie, was das für ihre Verwendung in Übungsfolgen bedeutet.

2. Finden Sie heraus, aus welchen Bestandteilen sich einzelne Asanas zusammensetzen und was dies für ihre Beziehung zueinander und ihre Verwendung in Übungsfolgen bedeutet.
3. Wählen Sie Höhepunktasanas und Unterrichtsthemen und planen Sie dann unter Berücksichtigung der im Rahmen der ersten beiden Schritte gewonnenen Einsichten Stunden mit vollem Übungsbogen.

Tabelle 2: Die Asanafamilien

Asanafamilie	Grundlegende Unterscheidungsmerkmale
Standhaltungen	Alle Asanas, bei denen das Körpergewicht hauptsächlich auf einem oder beiden Füßen ruht.
Aktivierung der Körpermitte	Alle Asanas, die hauptsächlich die Bauchmuskulatur aktivieren.
Stützhaltungen	Alle Asanas, bei denen das Körpergewicht hauptsächlich auf einer oder beiden Händen oder Unterarmen ruht.
Rückbeugen	Alle Asanas, bei denen die Wirbelsäule über ihre anatomische Position hinaus gestreckt wird.
Drehungen	Alle nicht stehenden Haltungen, deren Hauptmerkmal eine Drehung der Wirbelsäule ist.
Vorbeugen	Alle nicht stehenden Haltungen, deren Hauptmerkmale ein nach vorne gekipptes Becken und eine Dehnung der Körperrückseite sind.
Hüftöffner	Alle nicht stehenden Haltungen, in denen die am Becken ansetzenden Muskeln gedehnt werden.
Umkehrhaltungen	Alle Asanas, in denen der Körper umgekehrt wird.

Tabelle 3: Grundschema des Übungsbogens für Yogastunden verschiedener Schwierigkeitsstufen

	Stufe 1: 75 Minuten	**Stufe 2: 90 Minuten**	**Stufe 3: 108 Minuten**
Sitzmeditation und Ujjayi Pranayama	2–3 Minuten; Ujjayi einführen	3–5 Minuten; Ujjayi verfeinern	3–5 Minuten; Ujjayi erweitern
Aufwärmen	Katze; erweiterte Katze; kniender Hund; Balasana	Kapalabhati einführen, 1–3 Runden zu je 45 Sekunden; Katze; Adho Mukha Svanasana, 1–2 Minuten	Kapalabhati, 1–3 Runden zu je 1–2 Minuten; Adho Mukha Svanasana, 2–3 Minuten
Surya Namaskara	3 Runden klassisch; 1–2 Runden A	1–3 Runden klassisch; 2–3 Runden A; 2–3 Runden B	3–5 Runden A; 3–5 Runden B
Standhaltungen – Außenrotation	Aus der Grätsche: Virabhadrasana II; Utthita Parsvakonasana; Utthita Trikonasana Aus Tadasana: Vrksasana Jedes Asana 5–8 Atemzüge halten, Seite wechseln.	Aus der Grätsche oder fließend aus Virabhadrasana I: Virabhadrasana II zu Utthita Parsvakonasana, beide Seiten, dann Übergang: Tadasana zu Vrksasana oder Utthita Hasta Padangusthasana Utthita Trikonasana zu Ardha Chandrasana	Aus Virabhadrasana I: Virabhadrasana II zu Utthita Parsvakonasana; auf Wunsch über Eka Pada Koundinyasana I in Chaturanga Dandasana kommen; Utthita Trikonasana; Ardha Chandrasana. Jedes Asana 1–2 Minuten halten; Variationen anbieten.

	Stufe 1: 75 Minuten	**Stufe 2: 90 Minuten**	**Stufe 3: 108 Minuten**
Standhaltungen – Innenrotation	Prasarita Padottanasana A; Parsvottanasana; Ashta Chandrasana Jeweils 5–8 Atemzüge halten.	Prasarita Padottanasana A und C; Parsvottanasana; Parivrtta Trikonasana Aus Adho Mukha Svanasana: Ashta Chandrasana zu Parivrtta Parsvakonasana Vorübung Jeweils 5–8 Atemzüge halten.	Prasarita Padottanasana A (mit Möglichkeit zu Bakasana), dann Variation C; Parsvottanasana; Parivrtta Trikonasana zu Parivrtta Ardha Chandrasana Aus Adho Mukha Svanasana: Ashta Chandrasana zu Virabhadrasana II, Parivrtta Hasta Padangusthasana, Virabhadrasana III, Adho Mukha Vrksasana und Chaturanga Dandasana; Virabhadrasana I zu Parivrtta Parsvakonasana; auf Wunsch über Eka Pada Koundinyasana II zu Chaturanga Dandasana
Bauchmuskelübungen	Paripurna Navasana Vorübung, 3 Mal; Radfahren im Liegen, 1 Minute	Paripurna Navasana zu Ardha Navasana, 2–3 Mal; Radfahren im Liegen, 1–2 Minuten; Jathara Parivartanasana, 3–5 Mal; Beinheben	Paripurna Navasana zu Ardha Navasana und Tolasana, 3–5 Mal; Tolasana zu Lolasana, 3–5 Mal, je 5–10 Atemzüge halten; Radfahren im Liegen, 2–3 Minuten; Jathara Parivartanasana, 5–10 Mal; Kapalabhati Pranayama, mit Bahya Kumbhaka und Uddiyana Bandha abschließen

	Stufe 1: 75 Minuten	Stufe 2: 90 Minuten	Stufe 3: 108 Minuten
Stütz-haltungen	Adho Mukha Vrksasana Vorübung 1 an der Wand; Unterarmstand Vorübung 2 an der Wand. Handgelenke und Schultern dehnen.	Bakasana; Bhujapidasana; Adho Mukha Vrksasana Vorübung 1 und 2 an der Wand; auf Wunsch Adho Mukha Vrksasana an der Wand. Pincha Mayurasana Vorübung 1 und 2 an der Wand; auf Wunsch Pincha Mayurasana an der Wand. Handgelenke und Schultern dehnen.	Adho Mukha Vrksasana, Pincha Mayurasana; Sirsasana-II-Vinyasa (mit folgenden Möglichkeiten: Bakasana, Tittibhasana; Parsva Bakasana, Eka Pada Koundinyasana, Urdhva Kukkutasana); Astavakrasana, Galavasana, Uttana Prasithasana

	Stufe 1: 75 Minuten	Stufe 2: 90 Minuten	Stufe 3: 108 Minuten
Rückbeugen	Salabhasana A, 3 Mal; Setu Bandha Sarvangasana, 1–3 Mal	Zur Vorbereitung: Anjaneyasana mit Schulterdehnung. Salabhasana A, 1–3 Mal; Salabhasana C Vorübung, 1–3 Mal; Setu Bandha Sarvangasana, 1–3 Mal oder Dhanurasana, 1–3 Mal. Auf Wunsch Urdhva Dhanurasana, 1–3 Mal.	Auf Wunsch Urdhva Dhanurasana, 1–3 Mal. Zur Vorbereitung: Anjaneyasana, Virasana und Schulterdehnung. Salabhasana A (5 Atemzüge), Chaturanga-Vinyasa, Salabhasana B (5 Atemzüge), Chaturanga-Vinyasa, Salabhasana C (5 Atemzüge), Chaturanga-Vinyasa, Dhanurasana (1–3 Mal), Chaturanga-Vinyasa, Urdhva Dhanurasana (1–3 Mal) und Viparita Dandasana (1–3 Mal). Auf Wunsch Urdhva Dhanurasana und Viparita Dandasana einbeinig; auf Wunsch Drop-Backs.
Drehungen	Jathara Parivartanasana, beide Beine gebeugt; Bharadvajasana I; Marichyasana C Vorübung Je 1–2 Minuten halten	Jathara Parivartanasana; Ardha Matsyendrasana Vorübung; Marichyasana C; Swastikasana. Je 1–2 Minuten halten.	Jathara Parivartanasana; Ardha Matsyendrasana; Marichyasana C; Bharadvajasana II; Marichyasana D; Swastikasana. Je 1–2 Minuten halten.

	Stufe 1: 75 Minuten	**Stufe 2: 90 Minuten**	**Stufe 3: 108 Minuten**
Vorbeugen und Hüftöffner	Dandasana; Paschimottanasana; Baddha Konasana; Upavista Konasana	Dandasana; Paschimottanasana; Janu Sirsasana A; Parivrtta Janu Sirsasana; Baddha Konasana; Upavista Konasana	Dandasana; Paschimottanasana; Janu Sirsasana A; Baddha Konasana; Triang Mukha Eka Pada Paschimottanasana; Krounchasana; Parighasana; Upavista Konasana; Kurmasana.
Umkehrhaltungen	Viparita Karani; Salamba Sarvangasana Vorübung	Viparita Karani oder Sirsasana I; Balasana; Halasana; Salamba Sarvangasana; Karnapidasana; Uttana Padasana	Sirsasana I (oder I–VI); Halasana, Salamba Sarvangasana; Urdhva Padmasana; Matsyasana; Uttana Padasana. Auf Wunsch 1 Minute Tolasana mit Kapalabhati, dann Vinyasa.
Savasana	5 Minuten oder länger	5 Minuten oder länger	5 Minuten oder länger
Meditation	Ein paar Minuten	Mehrere Minuten	So lange wie möglich

Der nächste Schritt bei der Gestaltung von Übungsfolgen

Der nächste Schritt besteht darin, noch genauer auszumachen, aus welchen Bestandteilen sich die einzelnen Asanas zusammensetzen und was dies über ihre Beziehung zueinander und über ihre Abfolge aussagt. Jede der Karten bietet einen Überblick über diese Elemente und Zusammenhänge, auf den Sie bei der Planung der verschiedensten Stunden zurückgreifen können. Richtlinien zu besonderen Beziehungen zwischen Asanas aus einer oder mehreren Asanafamilien finden Sie in Kapitel 3 des Buches *Yoga-Workouts gestalten* (2014).

Und nun fangen Sie an zu experimentieren! Nutzen Sie Ihre kreative Vorstellungskraft, Ihre ganze praktische Erfahrung und Ihr gesamtes theoretisches Wissen und haben Sie Spaß dabei!

Namaste!

Literaturverzeichnis

Alter, Michael J. *Science of Flexibility.* Champaign, IL: Human Kinetics, 1996.

Daumal, René. *Der Analog: ein nicht-euklidischer, im symbolischen Verstand authentischer alpinistischer Abenteuerroman.* Frankfurt am Main: Bibliothek Suhrkamp, 1983.

Krishnamacharya, Tirumalai. *Yoga Makaranda.* Madurai, Indien: Madurai CMV Press, 1934.

Levine, Stephen. *Schritte zum Erwachen.* Reinbek bei Hamburg: Rowohlt Taschenbuch Verlag, 1994.

Stephens, Mark. *Yoga-Workouts gestalten.* München: Riva Verlag, 2014.

Yoga unterrichten: Grundlagen und Techniken. München: Riva Verlag, 2015.

Troels, B. »Achilles Heel Rupture«, *Acta Orthopaedica Scandinavica 152* (1973), 1–126.

Über den Autor

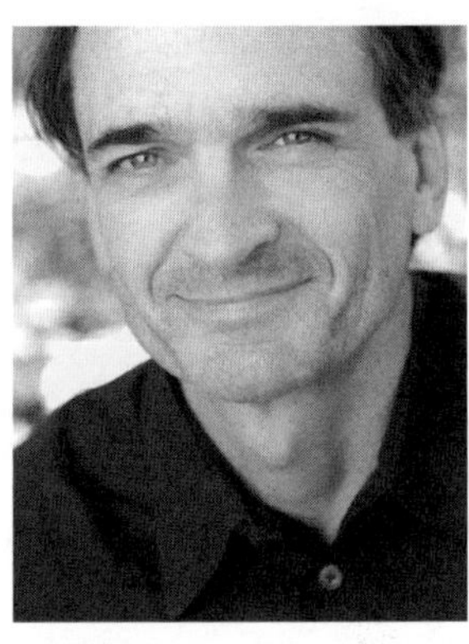
© James Wvinner

Mark Stephens, von der Zeitschrift *Yoga Journal* als »Lehrer der Lehrer« bezeichnet, ist ein renommierter Yogalehrer und Autor von drei internationalen Yoga-Bestsellern: *Yoga unterrichten* (2015), *Yoga-Workouts gestalten* (2014) und *Yoga-Haltungen korrigieren* (2016). Er praktiziert seit über fünfundzwanzig Jahren, unterrichtet seit über zwanzig Jahren und hat bislang weltweit über 2000 Yogalehrer ausgebildet. Er beschäftigt sich mit ergänzenden Konzepten wie Ashtanga Vinyasa Yoga, Iyengar Yoga, Vinyasa Flow Yoga, Tantra, Yogatherapie, funktioneller Anatomie und Biomechanik, traditioneller Yogaphilosophie sowie modernen Philosophien des Seins und Bewusstseins.

Für sein ehrenamtliches Engagement im Rahmen der Yoga Inside Foundation wurde er im Jahr 2000 mit dem ersten Karma Yoga Award des *Yoga Journal* ausgezeichnet, der seither jährlich verliehen wird. Beiträge von oder über ihn erscheinen in Zeitschriften und Zeitungen wie *Yoga Journal* und *Yoga Journal Deutschland*, *Yoga International*, *Yoga! Das Magazin*, *Yoga aktuell*, *Elephant Journal*, *Yoga Teacher Magazine*, *The New York Times*, *Los Angeles Times* sowie in der morgendlichen Nachrichtensendung des US-Hörfunknetzes National Public Radio (NPR) und in anderen Medien.

Weitere Informationen finden Sie auf seiner Internetseite: **www.markstephensyoga.com.**

Dank

Dieses Projekt hat seinen Ursprung in der überwältigenden Verstandeskraft und Kreativität sowie dem lebhaften Austausch der vielen Hundert Schülerinnen und Schüler, die in den letzten fünfzehn Jahren meine Seminare zur Gestaltung von Übungsfolgen besuchten. Tony Agostinelli, Anne Tharpe und Cindy Cheung unterstützten mich beim Sammeln und Gliedern eines großen Teils des bereitgestellten Materials. Karen Bassi, Anne Tharpe und Melinda Bukey setzten sich kritisch mit dem Originalmanuskript auseinander, das als Grundlage für dieses Büchlein diente. Dagmar Stuhr gab wichtige Anregungen, ohne die es in seiner jetzigen Form nicht vorläge. Bailey Johnson, Brenna Mackin, Erika Abrahamian, Greta Mitchell, Jeanette Lehouillier, Jennifer Stanley, Malia Rawlings, Marcia Charland, Mary Maleta, Naomi Hegenbart, Ray Charland, Rowan Rawlings und Tony Agostinelli waren so freundlich, geduldig und spielerisch, für die Aufnahmen Modell zu stehen. Das unermesslich weise Führungsteam von North Atlantic Books gab den Anstoß zu diesem Projekt, und Vanessa Ta – meine Projektleiterin im Verlag – begleitete es wunderbar von der Idee bis zum fertigen Buch. Jasmine Hromjaks großartige Gestaltung erweckt es vollends zum Leben. Mein tiefster Dank und meine größte Wertschätzung gelten Dagmar Stuhr, Melinda Bukey, Jennifer Stanley, Michael Stephens, Mike Rotkin, Ralph Quinn und Pi. Sie waren auf eine Art und Weise für mich da, die das ganze Projekt rundum angenehmer machte.

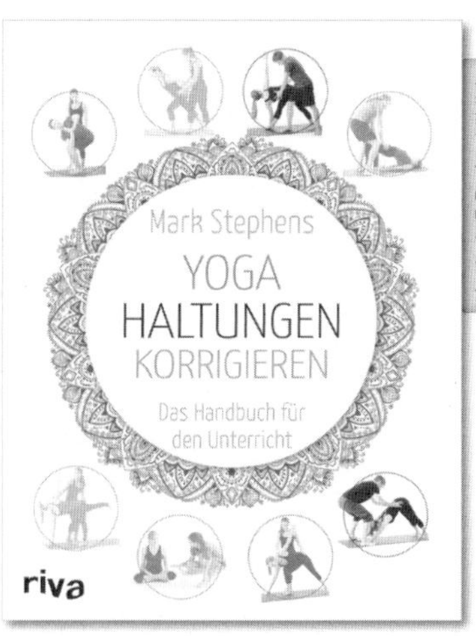

352 Seiten
24,99 € (D) | 25,70 € (A)
ISBN 978-3-86883-534-2

Mark Stephens
Yoga-Haltungen korrigieren
Das Handbuch für den Unterricht

Dieses Buch ist das perfekte Handbuch für Hilfestellungen und Haltungskorrekturen im Yoga. Mark Stephens erklärt die Philosophie der Yogapraxis, den sensiblen Umgang mit Berührung beim Unterrichten der Asanas, die Korrektur der Ausrichtung, die sieben Prinzipien praktischer Hilfestellung im Yogaunterricht und die besten Methoden der Haltungskorrektur. Es ist für alle Yogalehrer, Ausbilder und engagierten Yogaschüler von unschätzbarem Wert.

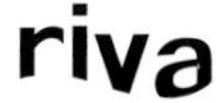

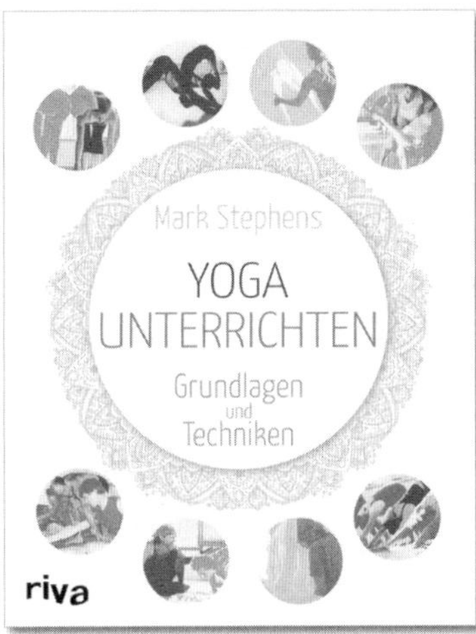

346 Seiten
Preis: 24,99 € (D) / 25,70 € (A)
ISBN 978-3-86883-523-6

Mark Stephens

Yoga unterrichten

Grundlagen und Techniken

Dieses Buch ist für alle Yogalehrer und Yogaschüler gedacht, die ihr Wissen erweitern und ihre Fähigkeiten verbessern möchten. Mit knapp 200 Fotos und Illustrationen eignet es sich als Grundlagentext für die Yogalehrerausbildung. Es bietet praktische Informationen zu Unterrichtsmethoden, dem Aufbau von Übungsfolgen, 108 Yogahaltungen sowie Techniken zur Vermittlung von Meditation und Atemübungen. Das Standardwerk geht auf die Geschichte und Philosophie des Yoga wie auch auf die klassischen und modernen Aspekte der Anatomie ein. Mark Stephens zeigt, wie man den Beruf des Yogalehrers erlernen und seinen Lebensunterhalt damit verdienen kann.

riva